Ernährung bei Diabetes mellitus

Ein Kochbuch & Ratgeber mit 150 Rezepten und vielen hilfreichen Tipps, zum Wohlfühlen! (inkl. Nährwertangaben)

Joshua Barth

1. Auflage

Haftungsausschluss:

Die Benutzung dieses Buches und die Umsetzung der darin enthaltenen Informationen erfolgt ausdrücklich auf eigenes Risiko. Der Autor kann und wird für Schäden jeder Art, die sich durch Anweisungen dieses Buches ergeben, keine Haftung oder juristische Verantwortung übernehmen.

Alle Inhalte wurden sorgfältig recherchiert und beruhen auf den eigenen Erfahrungen des Autors. Es kann keine juristische Verantwortung sowie Haftung in irgendeiner Form für fehlerhafte oder falsche Angaben und daraus entstandenen Folgen vom Autor übernommen werden. Der Autor übernimmt keine Haftung für Inhalte auf erwähnten und verlinkten Quellen.

Alle Informationen in diesem Buch sind kein ärztlicher Rat und ersetzen keinen solchen. Durch die Nutzung dieses Buches erklären Sie sich damit einverstanden, den Autor für keinerlei Folgen haftbar oder verantwortlich zu machen.

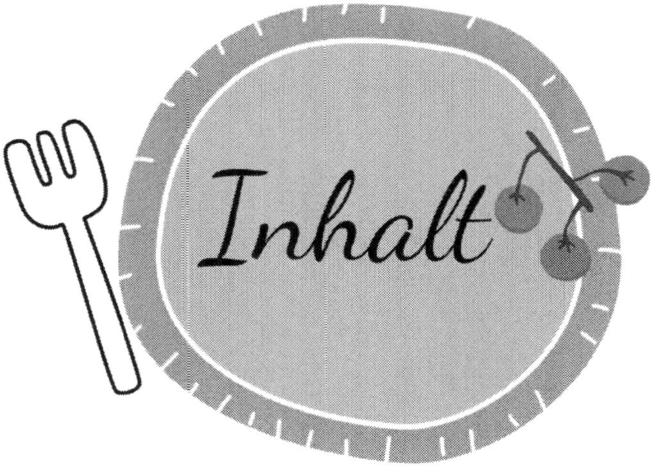
Inhalt

Diabetes

Diabetes mellitus, umgangssprachlich auch als „Zuckerkrankheit“ bezeichnet, ist einer der weltweit am häufigsten vorkommenden Erkrankungen. Nach Berechnungen der WHO leiden global etwa 350 Millionen, in Deutschland rund 6 Millionen Menschen unter der Stoffwechselerkrankung. Häufig wird sie erst spät erkannt, da sie schleichend entsteht und anfangs keine klaren Beschwerden verursacht. Doch gerade eine frühzeitige Diagnose und Behandlung wäre wichtig. Die krankhafte, dauerhafte Erhöhung des Blutzuckerspiegels verursacht mit der Zeit Schädigungen an Gefäßen und Organen. Bei allen bekannten Diabetes-Formen liegt eine gestörte Blutzuckerregulation vor.

Eine fehlerfreie Blutzuckerregulation funktioniert wie folgt:

1. Nach jeder Mahlzeit gelangen Nahrungsbestandteile, eben auch Zucker, über den Dünndarm ins Blut – der Blutzuckerspiegel steigt.
2. Bestimmte Zellen der Bauchspeicheldrüse (kurz: Betazellen) schütten das Hormon Insulin aus.
3. Insulin sorgt dafür, dass Glukose vom Blut in die Zellen des Körpers transportiert wird, wo sie den Stoffwechsel mit der nötigen Energie beliefert. Ohne Insulin bliebe der Zucker im Blutkreislauf.
4. Bei der Diabetes-Erkrankung ist die Blutzuckerregulation an wenigstens einer der genannten Stellen gestört. Die Blutzuckerkonzentration bleibt erhöht – man spricht dabei von „Hyperglykämie“.

Die Wirkungsweise von Insulin im Einzelnen

Gebildet und gespeichert wird das Hormon von einem „Zellhaufen“ (auch Beta-Zellen der Langerhans-Inseln) im Gewebe der Bauchspeicheldrüse. Etwa 10 Milligramm wird durchgängig vorrätig gehalten, die Ration für etwa fünf Tage.

Nach jedem Essen wird der Bauchspeicheldrüse signalisiert, Insulin freizusetzen. Gleichzeitig produzieren die Beta-Zellen neues Insulin, um den Speicher wieder aufzufüllen. Damit das Insulin Zellen mit Brennstoff versorgen kann, muss es an deren Oberfläche andocken. In diese Andockstellen passen die Insulinmoleküle so perfekt wie ein Schlüssel ins Schloss. Erst durch diese Aktivierung können Organe die Glukose aufnehmen und/oder speichern. Durch diesen Prozess beginnt der Blutzuckerspiegel allmählich zu sinken.

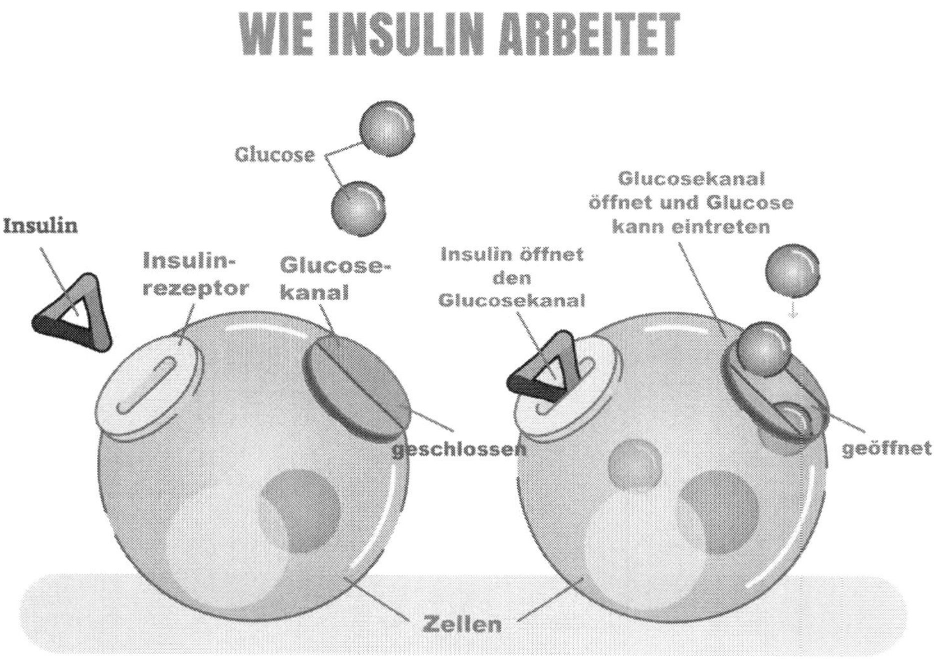

Um Energie zu gewinnen, fangen die belieferten Zellen sofort an, Zucker abzubauen. Was nicht gleich verbraucht wird, landet in den Speichern von Leber und Muskulatur. Diese Speicher bestehen aus der speziellen Speicherart „Glykogen“. Hier hilft Insulin beim Umbau ebenfalls, es regt Muskeln und Leber an, diese Depots anzulegen.

Ungefähr zwei Stunden nach Beendigung der Mahlzeit hat das Insulin seine Aufgabe erledigt. Zucker aus dem Blutkreislauf ist in viele Zellen abtransportiert worden. Nur ein geringer Rest verbleibt noch im Blut. Der Blutzuckerspiegel befindet sich zurzeit im „Normalbereich“.

Im Falle, dass das Insulin weiterhin ungebremst Zucker in die Zellen einschleusen würde, droht in Kürze eine Unterzuckerung. Um dies zu verhindern, stellt die Bauchspeicheldrüse die Insulinausschüttung ein, sobald der Zuckergehalt des Blutes einen normalen Level erreicht hat. Darüber hinaus vermag das Hormon „Glykogen“ (Insulin-Gegenspieler) einen Zuckerverlust zu verhindern, indem es die Leber veranlasst, Zucker aus den Depots abzugeben.

Bei vielen Menschen weist dieses an sich perfekte System mehr oder weniger große Schwächen auf. Ihre Bauspeicheldrüse produziert zu wenig oder gar kein Insulin oder die Zellen reagieren nicht darauf. Diese Menschen sind von Diabetes betroffen - es verbleibt also zu viel Zucker im Blut, mit unter Umständen schwerwiegenden Folgeerkrankungen.

Künstliches Insulin
Seit Entdeckung des Hormons im vorigen Jahrhundert wurden zahlreiche Varianten des künstlich hergestellten Hormons entwickelt. Es gibt schnell und kurz wirkendes Insulin, wie auch Sorten, die den Blutzucker über einen längeren Zeitraum regulieren. Welches Präparat geeignet ist, richtet sich nach der Art und Ausprägung der Erkrankung.

Die verschiedenen Diabetes-Formen

Diabetes Typ 1-4 besagt, woraus die Erkrankung entstanden ist.

Typ 1: absoluter Insulin-Mangel, Ursache ist eine Autoimmun-Erkrankung.
Typ 2: relativer Insulinmangel, die Bauchspeicheldrüse verliert die Empfindlichkeit und/oder die Ausschüttung des Hormons.
Typ 3: relativ selten, mögliche Ursachen sind Virus-Infektionen, Medikamente, Entzündung der Bauchspeicheldrüse, Alkohol-Missbrauch, genetische Defekte, Stoffwechselstörungen.
Typ 4: Schwangerschafts-Diabetes (Gestationsdiabetes)
MODY: Erwachsenendiabetes, der bei Jugendlichen auftritt.

Die internationale Einteilung der WHO, wie Betroffene behandelt werden sollten:

- **ND**= Non Diabetic= Nichtdiabetiker
- **IGT**= Impaired glucose tolerance (gestörte Glukosetoleranz) – ab und zu erhöhter Blutzuckerspiegel. Betroffene sollten eine Basistherapie erhalten.
- **NIR**= Non Insulin requiring (kein Insulinbedarf). Reicht die Basistherapie nicht mehr aus, erhalten Betroffene Tabletten.
- **IRC**= Insulin requiring for control (Insulinbedarf zur Unterstützung). Es wird noch Eigeninsulin produziert, jedoch etwas Insulin gespritzt, um die Bauspeicheldrüse zu unterstützen.
- **IRS**= Insulin requiring for survival (Insulinbedarf zum Überleben). Es muss permanent Insulin gespritzt werden.

Diabetes Typ 1

Es ist eine Autoimmunerkrankung, die im Kinder- und Jugendalter auftritt. Das eigene Immunsystem greift die Insulinproduktion der Bauspeicheldrüse an und zerstört die Insulin-produzierenden Beta-Zellen. Daraus ergibt sich ein absoluter Insulinmangel, der zum starken Anstieg des Blutdruckes bei gleichzeitiger Unterversorgung der Körperzellen führt. Typ 1-Betroffene benötigen lebenslang Insulin-Injektionen. Um starken Blutzuckerschwankungen vorzubeugen, sollte die Nahrung auf die Insulindosis abgestimmt sein. Patienten mit Diabetes Typ 1 können durch Broteinheiten (BE) berechnen, wie viel Insulin gespritzt werden muss, um den Blutzucker bis zur nächsten Mahlzeit im angestrebten Niveau zu halten.

Nach der Diabetes Typ 1-Diagnose fühlen sich viele Patienten anfangs überfordert. Lassen Sie sich daher in einer Schwerpunktpraxis oder Fachklinik einstellen und nehmen Sie an Schulungen teil, sodass sie lernen, damit richtig umzugehen. Es muss nämlich mehrmals täglich Insulin gespritzt und der Blutzucker gemessen werden. Fachleute können Ratschläge für den Alltag geben und wie Sie Folgeerkrankungen verhindern können.

- **Regelmäßige Kontrolle**
  Nehmen Sie die Kontrolluntersuchungen beim Facharzt wahr. Es werden die Zuckerwerte kontrolliert sowie verschiedene Vorsorgeuntersuchungen vorgenommen. Dazu gehören unter anderem Fuß- und/oder Augenbefund, Cholesterinwerte, Albumin und Kreatinin (zur Beurteilung der Nierenfunktion). Darüber hinaus kann der Arzt eine speziell für Sie in Frage kommende Therapie entwickeln.
  Sie erhalten einen Diabetes-Pass, so bewahren Sie einen Überblick über alle vorgenommenen Untersuchungen und die einzuhaltenden Termine.

- **Handeln Sie eigenverantwortlich**
  Sie können sehr viel dafür tun, dass es Ihnen auch mit Diabetes relativ gut geht:

- **Verzichten Sie aufs Rauchen!** Bei erhöhten Zuckerwerten ist das Risiko für Gefäßerkrankungen gleichfalls erhöht und Zigarettenrauch verstärkt die Gefahr noch zusätzlich. Diabetes Typ 1-Patienten, die rauchen, leiden häufiger als Nichtraucher unter Schäden an Blutgefäßen mit Schlaganfall, Herzinfarkt, Durchblutungsstörungen der Augen und Nieren oder dem „Raucherbein".

- **Beobachten Sie Ihren Blutdruck!** Um kardiovaskuläre Erkrankungen (Herzinfarkt, Schlaganfall usw.) zu vermeiden, ist ein Blutdruck von 130/80 mg Quecksilbersäule (mmHg) anzustreben. Die „Deutsche Diabetes Gesellschaft" empfiehlt den Konsum von maximal 1 gestrichenen Teelöffel (5-6 g) Salz täglich, um den Blutdruck im angemessenen Bereich zu halten.

- **Wiegen Sie Ihre Nahrungsmittel ab!** Gerade Neu-Diagnostizierte sind anfangs unsicher, wie viel Insulin sie zu den Mahlzeiten spritzen müssen. Nutzen Sie zur Sicherheit eine Waage, bis Sie die Portionsgrößen und die Insulindosierung richtig einschätzen können.

- **Vorsicht bei alkoholischen Getränken!** Nicht jedes Getränk lässt den Blutzuckerspiegel ansteigen. Gerade bei den Hochprozentigen besteht die Gefahr der Unterzuckerung, wenn Sie die enthaltenen Kohlenhydrate berechnen und dementsprechend Insulin spritzen. Konsumieren Sie Alkohol nur in Maßen und möglichst in Verbindung mit einer kohlenhydrathaltigen Mahlzeit.

- **Fühlen Sie sich überfordert?** Dann bleiben Sie mit Ihren Sorgen und Ängsten nicht allein. Wenden Sie sich an Ihren behandelnden Therapeuten und suchen Sie das Gespräch mit ebenfalls Betroffenen in Selbsthilfegruppen, Diabetes-Foren oder Blogs und tauschen Ihre Erfahrungen, Tipps und Befürchtungen aus.

Typische Symptome bei einer Diabetes Typ 1-Erkrankung:

- vermehrtes Durstgefühl
- verstärkter Harndrang
- Müdigkeit und Abgeschlagenheit
- Muskelschwäche
- Gewichtsabnahme
- trockene Haut
- schlechte Wundheilung
- Sehstörungen.

Mögliche Folgeerkrankungen bei schlechter Blutzuckereinstellung:

- Nieren- und Nervenschäden
- Augenerkrankungen, z.B. der Netzhaut
- Herz-Kreislauferkrankungen
- Diabetisches Fußsyndrom
- Schädigung kleiner und großer Blutgefäße.

Unterschiedliche Insuline

Zurzeit sind zwei verschiedene Insulin-Gruppen zur Behandlung von Diabetes Typ 1 erhältlich, Human-Insulin und Insulinanaloga:

Analoginsulin – sehr kurz wirkend

- Die Wirkung tritt sofort ein, die stärkste Wirkung nach ca. 1 Stunden.
- Die Wirkdauer beträgt 2-3 Stunden bis maximal 4 Stunden.
- Ein Spritz-Ess-Abstand und Zwischenmahlzeiten sind in aller Regel nicht nötig.

Normalinsulin – kurz wirkend

- Enthält keine Stoffe zur Wirkverzögerung.
- Der Wirkungseintritt beträgt 15-20 Minuten, die stärkste Wirkung erfolgt nach ca. 2 Stunden.
- Die Wirkdauer beträgt 4-6 Stunden bis maximal 8 Stunden.
- Spritz-Ess-Abstand abhängig vom Ausgangsblutzuckerwert etwa 10-20 Minuten.
- Bei ausschließlicher Behandlung mit kurz wirkendem Insulin sind 4-5 Injektionen täglich notwendig.

Analoginsulin Basal – lang wirkend

- Die Wirkung tritt allmählich nach etwa 1-2 Stunden ein.
- Die Wirkdauer beträgt je nach Präparat 20-24 Stunden.
- Der Nüchternblutzucker ist verringert, nächtliche Unterzuckerung kann verhindert werden.

Analoginsulin Basal – ultralang

- Die Wirkung tritt allmählich und gleichmäßig ein.
- Die Wirkdauer beträgt ca. 42 Stunden.

NPH (Neutrales Protamin Hagendorn) – Basal-Insulin

- Die Wirkung tritt nach 1,5-2 Stunden ein, maximale Wirkung nach 4-6 Stunden.
- NPH verlangsamt den Übertritt des Insulins vom Unterhautfettgewebe ins Blut.
- Die Wirkdauer beträgt je nach Dosierung 12-16, maximal 20 Stunden.
- Spritz-Ess-Abstand bei alleiniger Anwendung ca. 30-45 Minuten.

Intensivierte Insulintherapien

Mögliche Kombinationen sind:

- Kurzwirksames Insulin zu den Mahlzeiten
- Langwirksames Insulin abends für den Grundbedarf
  oder
- Kurzwirksames Insulin zu den Mahlzeiten
- Langwirksames Insulin morgens und abends für den Grundbedarf
  oder
- Kurzwirksames Insulin zu den Mahlzeiten
- Langwirksames Insulin 1-2-mal täglich für den Grundbedarf.

Die Kampagne des Helmholtz-Zentrums München „A world without 1"

Wissenschaftler des Helmholtz-Instituts haben es sich zur Aufgabe gemacht, die Krankheit zu verhindern, bevor sie ausbricht. Nach langer Forschungsarbeit ist es nun möglich, durch ein „genetisches Screening" aus einem Blutstropfen Neugeborener das Risiko für die Erkrankung zu bestimmen. Kinder mit einem erkannten Risiko erhalten die Möglichkeit, an einer Studie teilzunehmen, wobei der normalen Nahrung Insulinpulver zugesetzt wird. Durch die Aufnahme in den Verdauungstrakt wirkt das Insulin nicht blutzuckersenkend, sondern wird vielmehr in kleinste Bausteine gespalten und im Darm dem Immunsystem „präsentiert". Auf diesem Wege soll die Toleranz des Körpers aufgebaut werden, sodass der Angriff auf die Insulinproduzierenden Betazellen unterbleibt. Die orale Insulingabe wird auch bei älteren Kindern erprobt, wenn noch keine Symptome vorliegen, aber die Erkrankung durch den Nachweis von Antikörpern festgestellt wurde.

Prof. Dr. Anette-Gabriele Ziegler, Leiterin der Studie dazu: „Man kann sich das Prinzip vorstellen, wie bei einer Hyposensibilisierung. Wir möchten erstmals klinisch prüfen, ob man den Ausbruch der Krankheit unterbinden kann...".

Je früher die Diabeteserkrankung erkannt wird, desto besser. Stoffwechselentgleisungen können verhindert, Blutzuckerwerte eingestellt und damit das Risiko für Folgeerkrankungen minimiert werden. Neben den regulären Neugeborenen-Screenings können weitere kostenlose Zusatzuntersuchungen durchgeführt werden, mit dem Ziel, ein erhöhtes Risiko frühzeitig zu erkennen. In Bayern, Sachsen und Niedersachsen können alle Kinder bis zum 4. Lebensmonat im Rahmen der „Freder1K-Studie" kostenfrei auf ein erhöhtes Risiko getestet werden. Die Untersuchung kann in einer Geburtsklinik oder vom Kinderarzt (außer in Sachsen) vorgenommen werden. Unabhängig vom Wohnort können Babys, deren Geschwister oder Eltern an Diabetes Typ 1 erkrankt sind, deutschlandweit teilnehmen.

Informationen zur Früherkennung:
https://www.gppad.org/de/projekt-freder1k/

Diabetes bei Kindern und Jugendlichen

Verschiedenen Studien zufolge sind in Deutschland etwa 30.000 Kinder und Jugendliche an Diabetes Typ 1 erkrankt, mit steigender Tendenz. Jedoch können auch junge Menschen vom Typ 2 betroffen sein – dass nur ältere Menschen daran erkranken, ist unzutreffend. Tatsache ist, dass Menschen mit Typ 2 immer jünger werden. Nach Expertenmeinung sind etwa 5.000 Kinder vom sogenannten Alterszucker betroffen.

Zumeist trifft die Diagnose Eltern und Kinder unerwartet. Darum ist es umso wichtiger, kompetente Beratung zu erhalten. Kinderärzte können Ihnen Praxen und Kliniken, die auf Diagnostik und Behandlung von Kindern und Jugendlichen spezialisiert sind, empfehlen.

Der behandelnde Arzt wird die Therapie nach den Lebensumständen, der Stoffwechseleinstellung und den individuellen Möglichkeiten Ihres Kindes anpassen. Schulungen, wie der Alltag zu meistern ist, gibt es außer für Kinder und Eltern auch für Lehrer und Betreuer, da es unerlässlich ist, die alltäglichen wie auch besonderen Situationen richtig einzuschätzen:

1.) Kinder mit Typ 1 brauchen mehrmals täglich Insulin, entweder per Spritze, Pen oder Insulinpumpe. Bei der Dosierung ist der aktuelle Blutzuckerwert, das bevorstehende Essen sowie körperliche Aktivitäten zu berücksichtigen. Generell dürfen Kinder mit Diabetes alles essen, es muss jedoch erlernt werden, den Kohlenhydratgehalt einer Mahlzeit zu berechnen, um den Zuckeranstieg danach richtig auszugleichen. Um Unterzuckerungen zu vermeiden, müssen Kinder mit Diabetes auch außerhalb der Pausen eine Zwischenmahlzeit zu sich nehmen dürfen.

Gerade bei Kindern hat die Therapie mittels Insulinpumpe erhebliche Vorteile. Das Spritzen entfällt, die Pumpe gibt auf Knopfdruck und auch laufend eine gewisse Menge Insulin ab, um den Blutzuckerwert zu korrigieren. Bedauerlicherweise zahlen nicht alle Krankenkassen diese Pumpen.

2.) Die Kontrolle des Blutzuckers kann von Schulkindern in der Regel schon selbst vorgenommen werden. Bei kleineren Kindern übernehmen das Eltern und Betreuer. Der Blutzuckerwert sollte 5-8-

mal täglich ermittelt werden. Das Procedere ist denkbar einfach. Ein Blutstropfen aus der Fingerbeere reicht aus (eine Stechhilfe tut weniger weh). Ein Teststreifen und das Blutzuckermessgerät liefern innerhalb weniger Sekunden das Ergebnis.

Je nach Wert kann es notwendig sein, gleich etwas zu unternehmen: Bei einem zu niedrigen Wert hilft ein kohlenhydrathaltiger Snack. Ist der Wert zu hoch, kann es nötig sein, etwas Insulin zuzuspritzen.
Zu einer **Unterzuckerung** kann es kommen, wenn:

1. zu viel Insulin gespritzt wurde
2. eine Mahlzeit ausgelassen wurde oder der Kohlenhydratgehalt zu gering war
3. Sport getrieben wurde, ohne die Insulindosis zu senken
4. Fehler in der Messung unterlaufen sind
5. ein Magen-Darm-Infekt vorliegt, sodass Kohlenhydrate nicht ausreichend in den Blutkreislauf gelangen.

Schulkinder können nach gewisser Lernphase die Anzeichen **einer Unterzuckerung** selbst erkennen. Kleinkinder sind auf die Beobachtung von Eltern und Betreuern angewiesen.

Erste Warnzeichen:

1.) Blässe um Nase und Mund
2.) Schweißausbrüche
3.) Zittern, schneller Puls
4.) Heißhunger
5.) Konzentrationsstörungen, Verhaltensveränderungen
6.) Veränderte Handschrift.

Fortgeschrittenes Stadium:

1.) Kopfschmerzen
2.) Sprachstörungen/Sehstörungen
3.) Schläfrigkeit
4.) Verwirrtheit
5.) Krampfanfälle
6.) Bewusstlosigkeit.

Betroffene und Eltern bekommen meist schnell das Gefühl dafür, wann das Kind unterzuckert ist und sollten Lehrer und Betreuer auch darüber informieren. Unterzuckerungen lassen sich am schnellsten mit Kohlenhydraten beseitigen, die schnell ins Blut gehen, z.B. Traubenzucker, Gummibärchen oder Limonade (keine Light-Produkte).

Zu **erhöhtem Blutzucker** kann es kommen, wenn:

1. eine Injektion den Blutzuckeranstieg nicht zuverlässig verhindert hat
2. Fehler beim Spritzen unterlaufen sind
3. Bewegungsmangel, falsche Ernährung, Infekte, Ärger, Stress oder Aufregung die Ursachen sind.

Warnhinweise sind:

1.) großer Durst
2.) vermehrter Harndrang
3.) schnelle Ermüdung
4.) Übelkeit und/oder Erbrechen
5.) Acetongeruch (wie überreifes Obst oder Nagellackentferner).

Gegenmaßnahmen:

1.) Viel Mineralwasser trinken
2.) Insulin zuführen.

Sportliche Aktivitäten

- Kinder mit Diabetes können uneingeschränkt daran teilnehmen. Wichtig ist es, zuvor mehr Kohlenhydrate zu verzehren oder weniger Insulin zu spritzen (immer Traubenzucker bereithalten).
- Bei mehrstündigen Wanderungen oder ähnlichen Veranstaltungen Pausen für eine Zwischenmahlzeit einlegen.
- Inwieweit betroffene Kinder und Jugendliche am Leistungssport oder anderen sehr intensiven Aktivitäten teilnehmen können, sollte jeweils mit dem behandelnden Arzt besprochen werden.
- Dasselbe gilt für Ausflüge und Klassenfahrten. Im Vorfeld sollte mit Lehrern/Betreuern besprochen werden, worauf zu achten ist. Bei kleineren Kindern kann es sinnvoll sein, wenn ein Elternteil als Begleiter dabei ist.

- In besonderen Fällen kann ein Pflegedienst oder eine Eingliederungshilfe beantragt werden. Der Hausarzt oder Diabetologe müsste dafür ein Rezept ausstellen. Bei Eingliederungs- oder Integrationshilfe handelt es sich um Fachkräfte, die den ganzen Schul- oder Kindergartentag für Ihr Kind da sind. Beim Stellen des Antrags können Sozialarbeiter im Diabeteszentrum behilflich sein.

Diabetes Typ 2

Der Diabetes Typ 2 fällt heutzutage durch früher stattfindende Tests eher auf, als noch vor Jahren. Dies ist jedoch nur die Erklärung, weshalb die Pateinten immer mehr und jünger werden, nicht der Grund dafür.

Wir essen uns krank. Laut DGE hat sich die Zahl der Übergewichtigen in den vergangenen 20 Jahren in etwa verdoppelt und dieses „Phänomen" zieht sich durch sämtliche Altersschichten. Ein Grund dafür ist die falsche Ernährung. Das Frühstück besteht aus nährstoffarmen Weißbrot und Zuckermüslis, mittags wird in der Kantine, der Fast-Food-Bude oder im Gehen aus der Backstation gegessen und abends kommt die Tiefkühl-Pizza auf den Tisch und zwar in Portionen, als ob Schwerarbeiter tafeln. Dazu noch die Chips vor dem Fernseher und das Debakel ist perfekt. Wer hier nicht einlenkt, riskiert den Blutzuckeranstieg – auch in jungen Jahren.

> **Wir essen viel zu viel Zucker, minderwertiges Fett, verarbeitete Produkte und viel zu wenig Gemüse!**

Dazu **verfetten allmählich die Organe,** wobei es auch noch auf die Verteilung des Fettes ankommt. Findet man die Fettpolster eher an Hüften, Oberschenkeln und Gesäß, gilt dies als weniger gefährlich. Anders, wenn Fettzellen die Körpermitte, also Magen, Leber und Darm „ummanteln". Hier steigt das Diabetes-Risiko erheblich. Experten vermuten, dass die ungünstige Verteilung besonders bei jungen Menschen auf dem Vormarsch ist.

Zu wenig Bewegung, zu viel Sitzen, im Auto, im Büro, in der Schule oder vor dem PC oder TV. Erwachsene bringen es täglich auf 7,5 Stunden, junge Erwachsene gar auf 9 Stunden, erbrachte eine Studie der „Deutschen Krankenversicherung" und der Sporthochschule Köln. Schon Kinder verbringen zusätzlich zu den Unterrichtsstunden etwa 4 Stunden auf dem Stuhl. Dabei könnte ausreichend Bewegung die Empfindlichkeit für Insulin in den Zellen verbessern und somit Diabetes verhindern.

Zu diesem Zweck brauchen keine sportlichen Höchstleistungen vollbracht werden, schon die berühmten „10.000 Schritte täglich" sind ausreichend. Sollte dies nicht zu schaffen sein, reicht auch ausgiebig Spazierengehen, eine Runde Schwimmen oder Radfahren. Als gegeben gilt, dass die Anlage für Diabetes erblich ist. Doch wer sich gesund ernährt und sich regelmäßig bewegt, erkrankt selten.

Der Diabetes-Experte Andreas Fritsche: *„Wir wissen heute, dass übergewichtige Mütter den Stoffwechsel ihres noch ungeborenen Kindes beeinflussen."*

Vorbeugung fängt also schon vor der Schwangerschaft an. Ist die zukünftige Mama bei der Zeugung normalgewichtig, hat das Kind bessere Chancen, von Diabetes verschont zu bleiben. Überdies haben Eltern natürlich Vorbildfunktion. Lernt das Kind gleich die gesunde Ernährung, Sport, den Aufenthalt an frischer Luft und den richtigen Umgang mit Tablet und PC kennen, ist der Grundstein für ein „zuckerfreies Leben" gelegt.

Die Diagnose „Diabetes Typ 2" – was sollte sich jetzt ändern?

Die gute Nachricht vorweg: So viel ist es gar nicht und wenn, kommt es Ihrer Gesundheit zugute. Die Diagnose ist in vielen Fällen eher ein Zufallsbefund, wenn der Patient wegen anderer Beschwerden ärztliche Hilfe sucht. Diabetes selber macht anfangs keine speziellen Schmerzen oder Beschwerden.

Den meisten Patienten ist die Erkrankung nicht fremd. Häufig gibt es in der Familie schon Typ 2-Fälle, da die Anlage dafür in den Genen liegt. Die Typ 2-Erkrankung ist in aller Regel die Folge einer Insulin-Resistenz, die mit den Erbanlagen „weitergereicht" wird. Infolge dieser Resistenz wirkt das blutzuckersenkende Hormon nicht ausreichend. Der Körper kann zwar lange gegensteuern, indem er mehr Insulin freisetzt, doch über kurz oder lang reicht das nicht mehr. Der Blutzuckerspiegel steigt stark an. Man spricht von Diabetes bei einem Blutzuckerwert von 126 mg/dl oder 7,0 mmol/l – nüchtern gemessen.

Was kann der Patient selbst tun?

Wer an den Schrauben Bewegungsmangel und Übergewicht dreht, hat gute Chancen, die Erkrankung unter Kontrolle zu haben. Oft reichen schon wenige Kilos minus, um die Blutzuckerwerte zu verbessern. Spezielle Diät-Produkte braucht niemand, eine Ernährungsumstellung auf ausgewogene Kost mit viel Gemüse, etwas Obst, Vollkornprodukten, maßvoll pflanzlichem und wenig tierischem Fett ist ausreichend.
Regelmäßig Sport bewirkt, dass Muskeln Zucker verbrennen und das Hüftgold schmilzt. Um ein Gefühl dafür zu bekommen, wie die Zuckerwerte auf Ernährung und Bewegung reagieren, sollte anfangs häufiger mittels Teststreifen der Wert kontrolliert werden.
Mehr Sport, gesündere Ernährung klingt einfach, ist für manche Menschen aber schwer umzusetzen. Hier helfen Diabetes-Schulungen in Praxen oder Kliniken und das Treffen mit anderen Patienten, um sich gegenseitig zu motivieren. In vielen Gemeinden gibt es Selbsthilfe- und Sportgruppen.

Die Medikation

Ob Tabletten notwendig sind, entscheidet der Arzt. Insulinspritzen brauchen nur wenige Patienten sofort. Auch der Arzt wird zunächst eine Änderung der Lebensgewohnheiten empfehlen und kontrolliert nach ca. 3-6 Monaten den „Blutzucker-Langzeitwert HbA1". Dieser Wert gibt Aufschluss über die Durchschnittshöhe des Blutzuckers während der vergangenen 8-10 Wochen. So, wie der Wert ausfällt, kann die Therapie angepasst werden. Bei konsequenter Durchführung von Bewegung und ausgewogener Ernährung haben sich die Werte oft schon deutlich gebessert.
Sollten letztlich doch Tabletten notwendig sein, können je nach Verträglichkeit verschiedene Präparate ausprobiert werden.
Die Frage vieler Patienten lautet: Ist es möglich, die Erkrankung wieder los zu werden?
Zumindest ist es möglich, dank gesunder Lebensweise Tabletten und Spritzen zu vermeiden.

Halten Sie unbedingt Ihre Kontrolltermine beim behandelnden Arzt ein, um eventuelle Veränderungen, Schwankungen usw. frühestmöglich aufzudecken. Die Arbeit bzw. die Reaktion der Bauchspeicheldrüse kann sehr individuell sein und hängt mit den unterschiedlichsten Faktoren zusammen. Lassen Sie sich zu einem Spezialisten überweisen, sollten Wunden oder Geschwüre, Durchblutungsstörungen oder Nervenkribbeln auftreten!
Alles, was bereits zu Anzeichen, Warnhinweisen und Maßnahmen bei Typ 1 beschrieben ist, gilt gleichermaßen für Typ 2.

Diabetes Typ 3

Unter diesem Begriff werden verschiedene seltene Diabetes-Formen zusammengefasst, die eine andere Entstehung haben als die Typen 1 und 2. Eine Sonderstellung nimmt dabei noch der „LADA-Diabetes“ ein.

- **Typ 3a:** Verursacher sind Gendefekte in den Insulin produzierenden Zellen (Beta-Zellen), auch als „MODY-Maturity Onset Diabetes of the Young“ bezeichnet. MODY ist erblich und bricht zumeist vor dem 25. Lebensjahr aus. Bei MODY sind keine Antikörper nachzuweisen wie bei Typ 1.

Die MODY-Varianten zeigen leichte Unterschiede:

- MODY 1 verläuft schwer und verursacht Folgeerkrankungen. Patienten müssen mittels oraler Antidiabetika ihre Blutzuckerwerte senken. Im fortgeschrittenen Alter kann auch Insulin notwendig werden.
- MODY 2 verläuft milde und über einen langen Zeitraum stabil. Folgeerkrankungen sind eher selten und als Therapie sind in den meisten Fällen körperliche Aktivitäten und eine angepasste Ernährung ausreichend.
- MODY 3 hat anfangs einen milden Verlauf, schreitet aber weiter fort. Betroffenen benötigen orale Antidiabetika, oft in der Folge auch Insulin. MODY 3 verursacht häufig die diabetisch typischen Folgeerkrankungen.

- **Typ 3b:** beruht auf genetischen Defekten bei der Insulinwirkung. Dabei unterscheidet man:
    - Insulinresistenz A – eine stark ausgeprägte Resistenz mit Symptomen wie braun-schwarzen Hautveränderungen.
    - Lipatropischer Diabetes – sehr stark ausgeprägte Resistenz mit Schwund des Unterhautfettgewebes. Für diese Erkrankung gibt es bislang keine Therapie.

- **Typ 3c**: entsteht durch Erkrankung oder Verletzung der Bauchspeicheldrüse, die die Insulinausschüttung beeinträchtigen können.

- **Typ 3d**: tritt zumeist auf in Verbindung mit hormonellen Erkrankungen oder Störungen, z.B. bei einer Schilddrüsenüberfunktion, Tumore der Nebennierenrinde, einem Überschuss an Wachstumshormonen u.a.

- **Typ 3e**: Medikamente und verschiedene Chemikalien können die Verursacher sein, wie etwa Kortison, Schilddrüsenhormone, Wirkstoffe gegen Parasiten, harntreibende Mittel, Bestandteile von Rattengift u.v.m.

- **Typ 3f**: bestimmte Viren, wie z.B. Röteln- oder Herpesviren können in seltenen Fällen Diabetes Typ 3 auslösen, Werdende Mütter können sie auf ihre ungeborenen Kinder übertragen.

- **Typ 3g:** bestimmte Autoimmunerkrankungen können eine Typ 3-Diabetes nach sich ziehen:
  1. Das „Stiff-Man-Syndrom" – eine Erkrankung des Nerven- und Hormonsystems
  2. Der „Anti-Insulin-Rezeptor-Antikörper" – Insulin kann nicht mehr andocken, Blutzucker kann nicht in den Zellen aufgenommen werden.

- **Typ 3h:** darunter fallen Formen, die im Zusammenhang mit genetischen Syndromen auftreten:
  - Trisomie 21 (Down-Syndrom)
  - Klinefelter: bei Jungen gibt es ein überzähliges X-Chromosom
  - Turner: bei Mädchen fehlt eines der beiden X-Chromosomen oder ist beschädigt
  - Wolfram: neurodegenerative Erkrankung mit Schwund des Sehnervs
  - Chorea Huntington: erbliche neurologische Erkrankung mit krankhaft gesteigerter unwillkürlicher Kontraktion der Muskulatur
  - Porphyrie: ererbte oder erworbene Stoffwechselerkrankung – die Bildung des roten Blutfarbstoffes ist gestört
  - Friedreich-Ataxie – erbliche Erkrankung des Zentralnervensystems, wobei es zu neurologischen Ausfällen, Skelett-Fehlbildungen oder eben Diabetes kommt.

    - Dystrophia myotonica: erbliche Muskelerkrankung mit Muskelschwäche- und –schwund, sowie Herzrhythmusstörungen, grauem Star, Diabetes
    - Prader-Willi-Syndrom: ein Gendefekt (auf Chromosom 15), der sowohl geistige als auch körperliche Behinderungen und Einschränkungen verursacht.

- **LADA** – „Late autoimmune diabetes in adults", ist eine Sonderform von Diabetes, die gewissermaßen zwischen Typ 1 und Typ 2 steht.

Zu verstehen ist es folgendermaßen:

a) Diabetes Typ 1-Patienten haben mindestens zwei diabetes-spezifische Antikörper im Blut:
   - gegen Insulin (AAI)
   - gegen Inselzellen (ICA)

   oder
   - gegen die Glutaminsäure-Decarboxylase (GADA) – (Glutaminsäure gehört zu den Aminosäuren, die an vielen Prozessen im Körper beteiligt sind, u.a. als Enzyme)

Dagegen befinden sich im Blut von „LADA-Patienten" nur GADA.

b) An Typ 1 erkranken in aller Regel Kinder und Jugendliche, die gleich eine Insulin-Therapie benötigen.

c) Lada-Patienten sind bei der Diagnose zumeist über 35 Jahre alt. Anfangs braucht meist kein Insulin gespritzt werden, später könnte –muss aber nicht generell- ebenfalls eine Insulin-Therapie notwendig werden.

Überschneidungen mit Diabetes Typ 2-Patienten:

Beide Erkrankungen treten in etwa im gleichen Alter auf. Bei beiden Typen gibt es Hinweise auf ein metabolisches Syndrom, wie etwa Bluthochdruck und/oder Fettstoffwechselstörungen.

Die Ursache für die LADA-Erkrankung ist nicht schlussendlich geklärt. Es scheint sich nicht um eine Misch-Erkrankung zu handeln, sondern eher um zwei gleichzeitig vorhandene Krankheitsbilder, die Ärzten, die Diagnose nicht leicht machen.

Schwangerschafts-Diabetes

Auch bekannt als Diabetes Typ 4. Er wird definiert als eine zum ersten Mal in der Schwangerschaft auftretende Glukosetoleranzstörung mit entsprechend erhöhtem Blutzuckerspiegel. Sie zählt zu den häufigsten schwangerschaftstypischen Begleiterkrankungen. In den meisten Fällen normalisiert sich der Zuckerstoffwechsel nach der Entbindung wieder. Als Risiko für die Entstehung eines Schwangerschaftsdiabetes gilt Übergewicht, eine erbliche Vorbelastung wie ein Alter über 30 Jahre. Eine weitere Ursache ist die vermehrte Abgabe von Schwangerschafts-hormonen, wie etwa Cortisol, Östrogen, Prolaktin, Progesteron u.a. Sie treten als Gegenspieler des Insulins auf und führen zu einer erhöhten Insulinresistenz während der Schwangerschaftsmonate. Ist die Bauchspeicheldrüse nicht mehr in der Lage, einen Ausgleich durch Insulinausschüttung zu schaffen, entwickelt sich der Schwangerschafts-diabetes.

Weitere Risikofaktoren sind:

- gestörte Glukosetoleranz vor der Schwangerschaft
- während einer früheren Schwangerschaft aufgetretener Diabetes
- ein schon geborenes Kind mit über 4.500 g Geburtsgewicht
- mehr als 3 Fehl/Frühgeburten aus unbekannter Ursache
- übermäßige Gewichtszunahme während der Schwangerschaft.

Ungeachtet aller Risikofaktoren kann bei jeder Schwangeren zwischen der 24. und 28. Woche ein Zuckerbelastungstest durchgeführt werden.

Mögliche Symptome

Oft verläuft Schwangerschaftsdiabetes beschwerdefrei, doch auftreten können:

- gesteigertes Durstgefühl
- Zucker im Urin
- Harnwegs- und Nierenentzündungen
- Veränderung der Fruchtwassermenge
- Wachstumsstörung des Föten
- Erhöhter Blutdruck
- Extreme Gewichtszunahme.

Die Diagnose
Ein Glukosetoleranztest (oGTT) überprüft, wie gut der Körper zugeführten Zucker verarbeiten kann.

Der Vortest – 50 g Glukose in 200ml Wasser, unabhängig von Tageszeit und vorheriger Nahrungsaufnahme – Messung 1 Stunde nach dem Trinken der Zuckerlösung. Liegt der Wert über 135mg/dl, wird ein diagnostischer Test durchgeführt – 75 g Glukose werden in 300ml Wasser innerhalb von 3-5 Stunden getrunken.

Liegt zumindest einer der Werte

- Nüchtern-Blutzuckerwert: 92mg/dl (5,1 mmol/l) oder größer
- nach 1 Stunde: 180mg/dl (10,0 mmol/l) oder größer
- nach 2 Stunden: 153mg/dl (8,5 mmol/l) oder größer,

vor, gilt die Diagnose als gesichert.

Die Therapie
Bei etwa 90% der Schwangeren führt eine Umstellung der Ernährung in Kombination mit mehr Bewegung zu normalen Blutzuckerwerten. Empfohlen werden kleinere, häufigere Mahlzeiten, Vollkorn- statt Weißmehl, Verzicht auf gezuckerte Getränke usw.

Sollte danach keine Verbesserung erzielt werden, muss eine Insulin-Therapie eingeleitet werden. Orale Diabetes-Medikamente sind in der Schwangerschaft nicht geeignet.

Die richtige Ernährung

Es darf und soll lecker sein und es muss auf kaum etwas verzichtet werden, jedoch sollten überwiegend gesunde und auch natürliche Nahrungsmittel auf dem Teller landen. Was ist aber richtig, gesund, natürlich und ausgewogen? Die Deutsche Gesellschaft für Ernährung hat dazu 10 Regeln formuliert, um eine erste Orientierung zu geben. Die richtige Zusammenstellung mit allen Vorlieben und Bekömmlichkeiten kann jeder mit der Zeit selber herausfinden:

1. **Genießen Sie die Lebensmittelvielfalt.**
2. **Verzehren Sie Obst und Gemüse jeden Tag.**
3. **Bevorzugen Sie Vollkornprodukte.**
4. **Die Mahlzeiten mit tierischen Lebensmitteln ergänzen.**
5. **Setzen Sie gesundheitsfördernde Fette ein.**
6. **Reduzieren Sie Salz und Zucker.**
7. **Trinken Sie viel Wasser.**
8. **Achten Sie auf eine schonende Zubereitung.**
9. **Essen Sie langsam und mit Genuss.**
10. **Bleiben Sie in Bewegung und achten Sie auf Ihr Körpergewicht.**

Und nun konkret

Es gibt viele Genuss-versprechende Möglichkeiten, die sich günstig auf den Blutzuckerwert auswirken, wie. z.B. die mediterrane Kost. Sie enthält viel Gemüse, Obst, Fisch, Nüsse und Olivenöl. Fleisch steht weniger auf dem Speiseplan.

Oder „Leichtes aus der Landküche". Der Trend baut auf kalorienreduziert, durch den richtigen Zutaten-Mix keine raschen Blutzuckeranstiege nach der Mahlzeit und ideale Verteilung von Fett, Eiweiß und Kohlenhydraten. Verwendet werden Vollkornmehle, heimisches „Superfood" vom Bauernmarkt, Hülsenfrüchte, Kartoffeln, frische Kräuter und vieles mehr.
Die besten Rezepte finden Sie im anschließenden Rezeptteil. Denn wer seine Mahlzeiten selbst zubereitet, hat Gewissheit, was drin steckt und kann Salz, Zucker, Fett und weitere Zutaten sparsam dosieren oder ganz herauslassen, je nach Geschmack und Bedarf.

Die Ernährung bei Diabetes Typ 2 hat zum Ziel, den Blutzucker-langzeitwert zu verbessern, ebenso die Blutdruck- und Blutfettwerte, um Langzeitschäden zu vermeiden.

Übergewicht soll abgebaut werden, doch nicht mit einer Radikalkur. Innerhalb kurzer Zeit viele Kalorien verlieren ist meist nicht von Erfolg gekrönt. Eine auf Dauer gesunde Ernährung mit gleichzeitig ausreichend Bewegung, bringt Sie einem sinnvollen, gesunden Gewicht näher und so lässt es sich auch halten.

Empfehlung zu Nährstoffen. Die medizinischen Leitlinien raten zu:

- 45-60% der täglich benötigten Energiemenge in Form von Kohlenhydraten
- Etwa 35% sollten aus Fetten bestehen
- 10-20% sollten Eiweiße ausmachen (wenn keine Schädigung der Nieren vorliegt).

Beinahe noch wichtiger als genaue Prozentangaben ist die Herkunft Ihrer Nahrungsmittel. Sie sollten nur aus erstklassigen Quellen stammen, d.h. Fleisch, Milch und Eier aus **artgerechter Haltung**, Obst, Gemüse und Gewürze aus Bio-Anbau und Fisch aus Wildfang oder hervorragender Zucht. Dazu kommen noch Wildpflanzen und Wildkräuter sowie naturreines Salz.

- **Obst und Gemüse**. Sie stecken voller Vitamine, Mineralstoffe, Spurenelemente und sekundärer Pflanzenstoffe und sind relativ kalorienarm. Empfohlen werden 5 Handvoll täglich - 2x Obst und 3x Gemüse.

- **Fette** sind bekanntermaßen sehr kalorienreich, deshalb besser maßhalten. Vermeiden Sie stark verarbeitetes Fett wie Transfette und Margarine und verwenden Sie stattdessen ein hochwertiges Fett wie kaltgepresstes Olivenöl, Walnussöl oder auch eine Butter von einer grasfressenden Kuh.

- **Kohlenhydrate.** Nahrungsmittel mit komplexen Kohlenhydraten verhindern Blutzuckerspitzen nach der Mahlzeit. Sie lassen die Werte nicht rasant ansteigen, zu empfehlen sind daher Vollkornprodukte. Eine Orientierungshilfe dabei ist der sogenannte „Glykämische Index".

Er besagt, wie schnell und stark ein Nahrungsmittel den Glukosespiegel in die Höhe treibt. Je höher der Wert – desto schneller. Verarbeitete Lebensmittel, z.B. Pommes Frites oder Kartoffelpüree, haben einen höheren glykämischen Wert als die Pellkartoffel.

Der Begriff **„Glykämische Last"** ist einer Weiterentwicklung des **Glykämischen Index**. Hierbei geht man davon aus, dass neben der Art der Kohlenhydrate auch die Menge Einfluss auf den Blutzuckeranstieg nimmt. Das bleibt die der Berechnung des glykämischen Index außen vor. Zum Beispiel besitzen Obst und Gemüse pro 100 g deutlich weniger Kohlenhydrate als Brot.
So wird die GL errechnet:

$$GL = GI \times \frac{\text{Kohlenhydratmenge im Testlebensmittel}}{100\ g}$$

Lebensmittel mit hohem GI (>70)

Bezeichnung	**Glykämischer Index**	**Glykämische Last**
Traubenzucker (Glukose)	100	10
Baguette	95	15
Weißer Reis, klebrig	87	37
Kartoffelpüree	85	17
Gebackene Kartoffeln	85	26
Cornflakes	81	21
Waffeln	76	10
Pommes Frites	75	22
Weißbrot (Toast)	73	10
Kräcker	71	13

Lebensmittel mit mittlerem GI (55-70)

Bezeichnung	Glykämischer Index	Glykämische Last
Feines Vollkornbrot	70	9
Zucker	68	7
Rote Bete	64	5
Cola	63	16
Müsliriegel mit Trockenfrüchten	61	13
Ananas	59	7
Basmatireis	58	22
Müsli	55	10
Haferflocken	55	3
Brauner Reis	55	18

Lebensmittel mit niedrigem GI (<55)

Bezeichnung	Glykämischer Index	Glykämische Last
Haferkeks	54	9
Mais	53	7
Vollkornbrot mit ganzen Körnern	52	10
Salzkartoffeln	50	14
Erbsen	48	3
Möhren	47	3
Parboiled Reis	47	17
Pfirsich	42	5
Apfel	38	6
Weiße Spaghetti, al dente	38	18
Vollkornspaghetti	37	16
Linsen	30	5
Joghurt	27	3
Erdnüsse	14	1

Quelle Tabellen: https://www.ugb.de/glykaemischer-index/glykaemischer-index-tabelle/
abgerufen am 30.11.2019

- **Ballaststoffe** verbessern die Insulinempfindlichkeit und verlangsamen die Verarbeitung von Kohlenhydraten. Diabetes Typ 2-Patienten sollten mindestens 40 g täglich davon verzehren. Reichlich Ballaststoffe sind enthalten in Vollkornprodukten, vielen Obst- und Gemüsesorten und auch in Hülsenfrüchten.

- **Salz** – bei Bluthochdruck sparsam dosieren, jedoch nicht salzlos kochen!

- **Zucker** ist nicht grundsätzlich verboten, sollte aber höchstens 10% des täglichen Energiebedarfs ausmachen, nach Empfehlung der WHO nur 5% - also reduzieren, wo es möglich ist.

- **Honig** – wird oft gut verstoffwechselt und darf daher sparsam eingesetzt werden.

- **Getränke** – auch hier gilt: kein generelles Verbot von Limonaden, Säften oder alkoholischen Drinks, jedoch in sehr überschaubarem Maße.
  Allemal besser geeignet sind Wasser, Tees oder auch schwarzer Kaffee. Ein Tipp bei Fruchtsäften ist, diese 1:3 mit Wasser zu verdünnen. Das heißt 1 Teil Fruchtsaft und 3 Teile Wasser.

- Das **richtige Berechnen** von Kohlenhydraten. Menschen, die Insulin spritzen müssen, sollten berechnen können, wie viele Kohlenhydrate ihre Nahrung enthält. Danach lässt sich die nötige Insulinmenge spritzen, die nach dem Essen den Blutzuckeranstieg abfängt.

Zur Angabe der Kohlenhydratanteile gibt es:

1. Die Broteinheit (1 BE) = 12 g Kohlenhydrate oder
2. Die Kohlenhydrateinheit (1 KE) = 10 g Kohlenhydrate.

Eine Brot- oder Kohlenhydrateinheit lässt den Blutzucker theoretisch um ca. 25-40mg/dl ansteigen. Der wirkliche Anstieg kann aber von Mensch zu Mensch unterschiedlich sein und hängt maßgeblich von den Faktoren Tageszeit, Gewicht und der Zusammensetzung der Mahlzeit ab.

Natürliche Blutzuckersenker!

Es gibt einige Nahrungsmittel die das Potential haben, den Blutzucker natürlich zu senken.

1. Flohsamen

In verschiedenen Studien zeigte sich, dass Flohsamen signifikant auf die Blutzuckerwerte einwirken kann. Unauffälliger war die Verbesserung bei Patienten mit einer Diabetes-Vorstufe, bei gesunden Menschen trat keine Veränderung ein. Flohsamen wirkt demnach nur, wenn auch Bedarf vorhanden ist. In den Studien wurde jeweils ½ Stunde vor dem Frühstück und dem Abendessen 5 g Pulver verabreicht.
Flohsamenschalenpulver ist auch als Verdickungsmittel geeignet, z.B. in Suppen, Saucen oder Shakes.

2. Chilischoten

Eine australische Studie untersuchte die Wirkung von Chili auf einen erhöhten Insulin-spiegel: Eine Patientengruppe lebte 4 Wochen chili-frei, eine zweite verzehrte täglich 15 g davon zu den Mahlzeiten. Nach 4 Wochen stellte man fest, dass in der „Chili-Gruppe" die niedrigsten und in der chilifreien Gruppe die höchsten Insulinwerte vorhanden waren.

3. Zwiebeln und Knoblauch

Sie senken sowohl den Cholesterin- als auch den Blutzuckerspiegel, allerdings muss dafür eine gewisse Menge verspeist werden. Eine Studie konnte zeigen, dass der tägliche Verzehr von Zwiebeln den Blutzucker um bis zu 50 % senken kann. Die Autoren der Studie beschrieben, dass Zwiebeln auch parallel zu Medikamenten eingenommen werden können, da sie die nach einer Medikamenteneinnahme häufig einsetzende Unterzuckerung verhindern können. Das volle Wirkspektrum haben Zwiebeln im rohen Zustand!

4. Hafer und Haferflocken

Wiederum bestätigen einige Studien, unter anderem von Dr. Alexander Lammert, Stoffwechselexperte am Uni-Klinikum Mannheim, dass Haferkuren eine bereits bestehende Insulinresistenz reduzieren können. Dr. Lammert ließ 14 Diabetes-Typ 2-Patienten 2 Tage lang gekochten Haferbrei (1.000 Gesamtkalorien) essen, woraufhin die Insulindosis deutlich gesenkt werden konnte. Der Effekt hielt etwa 4 Wochen an.

Es muss nicht unbedingt eine Haferkur durchgeführt werden. Schon der Verzehr von Haferflocken, etwa im Frühstücks-Müsli zeigt positive Wirkung auf den Blutzuckerspiegel. Verschiedene enthaltene Stoffe, wie Magnesium, reichlich B-Vitamine, spezielle Antioxidantien und Ballaststoffe machen Hafer zu einer der gesündesten Getreidearten, mit der Eigenschaft, den Blutzuckerspiegel zu senken bzw. das Risiko für Diabetes um ein Drittel zu verringern.

5. Heidelbeeren (Blaubeeren)

Sie können direkt antidiabetisch wirken und so helfen, den Blutzuckerspiegel unter Kontrolle zu bringen. Es liegt eine Studie aus dem Jahre 2010 vor, die besagt, dass durch Blaubeeren das Diabetesrisiko verringert werden konnte und sich blutzuckersenkende Maßnahmen erst gar nicht ergaben. Bestätigt wurde das Ergebnis ein Jahr später, als Patienten mit Diabetes-Diagnose täglich 3 Portionen der Früchte zu sich nahmen. Im Laufe von 3 Monaten konnten die Blutzuckerwerte deutlich verbessert werden. Auch Johannisbeeren, Stachelbeeren und Brombeeren eignen sich hervorragend zur Diabetes Ernährung.

6. Ingwer

Er wirkt unter anderem auch entzündungshemmend, schmerzlindernd und darüber hinaus blutzuckersenkend. Der Hauptwirkstoff der Knolle ist „Gingerol", das die Insulinresistenz der Zellen aufweichen kann und sie sensibler für Insulin werden lässt. Iranische Wissenschaftler veröffentlichten 2015 eine Doppelblind-Studie mit 41 Typ 2-Diabetikern. Eine Hälfte erhielt täglich 2 g Ingwerpulver, die andere Hälfte nur Placebo. Der Ingwer vermochte im Laufe von 3 Monaten den Nüchternblutwert sowie den Langzeitwert signifikant zu senken.
Ingwer kann als Tee oder gerieben in Smoothies, Shakes oder Salaten und Suppen verwendet werden.

7. Erdmandel

Dabei handelt es sich um die Knöllchen eines Grasgewächses, also nicht wirklich um Mandeln. Sie ist außerordentlich ballaststoffreich und kann somit die Resorption von Zucker aus dem Darm verzögern, was den Anstieg des Blutzuckerspiegels verlangsamt. Wer seine Blutzuckerwerte senken möchte, kann Erdmandelflocken in Joghurt und Suppen reiben, auf Müsli oder Früchte streuen oder einen Pudding davon kochen.

8. Zimt

Zimt kann als Naturheilmittel für unterschiedliche Zwecke verwendet werden und auch als Blutzuckersenker. Forscher um Dr. Richard Anderson fanden 2003 heraus, dass Zimt anregend auf den Glukose-Stoffwechsel wirkt und eine insulinähnliche Wirkung hat. 2016 konnte durch eine iranische Studie das Ergebnis bestätigt werden. Die Einnahme von 1g Zimt täglich scheint für Diabetiker eine geeignete Maßnahme zu sein.

9. Grapefruits

Achtung: Besprechen Sie vor dem Verzehr Ihren Plan mit Ihrem Arzt.
Diese Zitrusfrucht hat sich einen Namen gemacht als natürlicher, effektiver Blutzuckersenker. Forscher halten das Flavonoid „Navingenin" für ähnlich wirksam wie Insulin. Ein Team der „University of Western Ontario" hält es für möglich, dass der sekundäre Pflanzenstoff eine bereits vorhandene Insulinresistenz kompensieren kann.
„Inositol", eine weiße Substanz in Grapefruits besitzt eine nachgewiesene Wirkung auf die Insulinempfindlichkeit von Zellen, kann also ebenfalls eine Insulinresistenz vermindern. Grapefruits können als Saft oder als Zutat in Salaten genossen werden.

10. Rosinen

Sie werden von den meisten Diabetikern, aber auch von Experten für problematisch gehalten. Interessanterweise schrieben bereits 2013 Forscher der „University of Kentucky", dass Rosinen das Potential hätten, außer Herz-Kreislauf-Erkrankungen auch das Risiko für Diabetes-Erkrankungen zu reduzieren. Kanadische und US-amerikanische Wissenschaftler bezeichneten Rosinen als Lebensmittel „mit niedrigem glykämischen Index, niedriger glykämischen Last und niedrigem Insulin Index". Sie empfahlen die ballaststoff-, vitamin- und mineralstoffreichen Früchte gesunden Menschen, wie auch solchen mit Diabetes oder einer Insulinresistenz.

Wenden Sie sich bitte vor dem Einsatz der empfohlenen Mittel an Ihren behandelnden Arzt!

Tipps für die Umsetzung

Wenn Ihnen der Kopf raucht vor lauter Ratschlägen und Sie nicht recht wissen, wie Sie es anpacken sollen, sind Sie hier richtig. Durchschnittlich dauert es 3-4 Wochen, bis aus alten Gewohnheiten neue werden. Überfordern Sie sich nicht, das erzeugt nur Frust – machen Sie kleine effektive Schritte.

Tipp 1: Durchhalten! Der Kopf braucht eine gewisse Zeit, um zu begreifen, dass nicht mehr nach den üblichen Produkten gegriffen wird, sondern ein Gesundes den Vorrang bekommt.

Tipp 2: Keine Ausreden! „Eigentlich würde ich schon gerne einen ausgiebigen Spaziergang machen, aber das Wetter ist...". Schauen Sie in den Schrank. Sie besitzen garantiert die richtige Kleidung für jedes Wetter. Vielleicht haben auch Nachbarn oder Freunde Lust, mitzukommen – mit anschließendem „Five-O-Clock-Tea".

Tipp 3: Verzichten Sie auf Süßigkeiten als Belohnung oder Trostpflaster. Die Tafel Schokolade verringert Stress, Trauer oder Ärger auch nicht. Denken Sie in ruhigen Momenten darüber nach, ob es spezielle Situationen gibt, in denen Sie ohne Hunger zu Essbarem greifen. Bessere Alternativen sind ein gutes Buch, Treffen mit Freunden, eine Runde mit dem Fahrrad durch die Gemeinde oder was Sie sonst gerne tun.

Tipp 4: „Das Auge isst mit" – Tricksen Sie den Appetit aus. Forscher beobachteten, dass wir weniger essen, wenn die Teller kleiner sind. Der Körper ist zwar schlau, aber nicht so schlau, dass er sich nicht austricksen ließe. Das Auge registriert: Teller voll – Essen viel – super. Verwenden Sie also kleine Teller, Schalen und auch Besteck, dadurch dauert das Essen länger und das Sättigungsgefühl stellt sich ein, bevor die Mahlzeit beendet ist. Bevorzugen Sie Nahrungsmittel mit wenigen Kalorien und dafür vielen Nährstoffen wie zum Beispiel Gemüse.

Tipp 5: Gehen Sie nicht mit leerem Magen einkaufen, sonst landet mehr im Korb als geplant. Suchen Sie sich Rezepte für die nächsten Tage aus und notieren Sie die benötigten Zutaten. Halten Sie sich an diese Liste.

Tipp 6: Nehmen Sie sich Zeit beim Essen. Kauen Sie gründlich. Der Magen braucht etwa 15-20 Minuten, bis er dem Gehirn das Signal „satt“ sendet. Wer zu schnell isst, hat in dieser Zeit mehr zu sich genommen, als er tatsächlich braucht.

Tipp 7: Halten Sie Alternativen bereit, sollte der „Süßhunger“ Sie überfallen. Frisches Obst, zuckerfreie Snacks oder Nüsse liefern Nähr- und Ballaststoffe und helfen über den kritischen Moment hinweg.

Tipp 8: Trinken Sie ausreichend. Häufig fühlt Durst sich an wie Hunger! Versuchen Sie es mit einem großen Glas Wasser und beobachten Sie, ob der Hunger noch da ist oder der Körper Flüssigkeit brauchte.

Tipp 9: Sehen Sie sich nach Mitstreitern um. In der Gruppe fällt es leichter, Gewohnheiten zu ändern, sich zu unterstützen und zusammen zu planen, zu kochen und zu genießen.

Tipp 10: Sagen Sie freundlich, aber genau, was Sie sich wünschen, zum Beispiel keine süßen Geschenke. Sie wollen mit dem Partner/in gemeinsam Gesundes einkaufen und zubereiten. Dann kann es beim Treffen mit dem Freund/Freundin statt Kuchen ein gesundes Sandwich oder Gemüsesticks geben. Nur, wenn Sie klar ausdrücken, was Ihnen wichtig ist, kann Ihr Umfeld richtig darauf reagieren.

Essen außer Haus

Bei einer der wichtigsten Säulen der Ernährung, der frischen Zubereitung, kann es während einer Urlaubsreise oder bei Einladungen schon einmal hapern. Oft fällt es schwer, Zucker-, Fett- und Salzfallen auf den ersten Blick zu erkennen. Das können Sie tun, um die angebotenen Speisen aufzupeppen oder leichter zu machen:

- Halten Sie Ausschau nach Gemüse und Salaten, möglichst in knackigem Zustand, die beiden Komponenten sind die gesündesten beim Essen. Vermeiden Sie ungesundes Dressing mit viel Zucker und verfeinern Sie den Salat mit etwas Öl und Essig selbst.

- Verzichten Sie auf Frittiertes und Gerichte, die viel Weißmehl und Fleisch enthalten, wie Frikadelle, Schnitzel, Bratwurst, Leberkäs oder Burger. Eventuell können Sie diese Bestandteile mit jemandem teilen und nehmen Sie zum Sattmachen viel Salat dazu.
- Geben Sie Tomatensaucen den Vorrang vor Käse- und Sahnesaucen.
- Fragen Sie bei Reis, Nudeln, Brot und Brötchen nach Vollkorn-Varianten.
- Besteht beim Dessert die Möglichkeit, einen kleinen Obstsalat oder ein Naturjoghurt zu bekommen, ist das natürlich besser als schwere Cremes oder Eis.
- Vielen reicht ein Kaffee mit einem Keks zur Abrundung des Menüs.

Die Teller-Methode können Sie daheim und an Buffets anwenden

- Teilen Sie den Teller in Gedanken in vier gleichgroße Bereiche, davon füllen Sie zwei Teile mit Gemüse, Salat und/oder Obst, den nächsten Teil mit fettarmen, eiweißreichen Bestandteilen wie Fisch, Fleisch oder Eiern und den letzten verbliebenen Teil mit Sättigungsbeilagen, wie Kartoffeln, Vollkornreis oder Vollkornnudeln. Diese Aufteilung entspricht einer gesunden Mahlzeit.

Gesund leben auch mit kleinem Budget

1. Das Geld, das Sie bei Chips und Süßigkeiten einsparen, können Sie in Obst und Gemüse anlegen.
2. Kaufen Sie dieses regional und saisonal.
3. Auch Tiefkühlware kann hochwertiger sein und zum Teil günstiger als Frischware.
4. Exotische Superfoods müssen nicht sein. So sind Leinsamen oder Haferflocken günstiger als Chiasamen.
5. Bevorzugen Sie Vollkornprodukte. Zumeist kosten sie etwas mehr, sättigen aber länger und haben viel mehr Vitalstoffe. Eine gute Alternative zum selber Brotbacken sind Vollkorn-Backmischungen.

6. Legen Sie mehrere Veggie-Tage ein. Fisch und Fleischgerichte sollten auf ein- bis zweimal in der Woche reduziert werden.
7. Kaufen Sie nicht zu viel auf einmal und lagern Sie die Lebensmittel richtig, damit nichts verdirbt.
8. Doppelte Portionen kochen und die Hälfte einfrieren – das spart Energie und Sie haben gesunde Mahlzeiten schnell zur Hand. **Merken Sie sich:** Fertigprodukte machen sie wortwörtliche fertig.
9. Lassen Sie sich nicht von bunten Verpackungen mit minderwertigem Inhalt täuschen. Nicht nur bei der Qualität, sondern auch im Preis schlägt Selbstgemachtes jedes Fertiggericht.
10. Die besten und günstigsten Lebensmittel sind die, welche keine Zutatenliste brauchen.

Festlichkeiten und Feiertage

Ob der Geburtstag ins Haus steht oder Ostern und Weihnachten vor der Tür, manchmal soll ausgiebig getafelt werden. Warum nicht in der gesunden Variante?
Ausgewogen und lecker können Sie Ihre Gäste z.B. mit einem Brunch beköstigen:

1. Leichte Wildkräutersuppe (Rezept im Rezeptteil)
2. Brotkorb mit Brot, Brötchen, Hefegebäck oder Waffeln mit Nüssen aus Dinkel- oder Weizenvollkornmehl
3. Avocado mit Ei, Spinat-Lachs-Rolle (Rezepte im Rezeptteil)
4. Spargelsalat mit Ei und Kräutern, Grillpaprikasalat (Rezept im Rezeptteil)
5. Bärlauch- und Brennnessel-Pesto (Rezept im Rezeptteil)
6. Schinkenplatte mit Melone, magerer kalter Braten oder Fisch mit Meerrettich-Skyr
7. Käseplatte mit frischem Obst
8. Zur Feier des Tages: Früchte mit Zartbitterschokolade und Mandeln
9. Kaffee, Tee, aromatisiertes Wasser, z.B. mit Gurke, Johannisbeeren, Zitrone, Minze, Giersch-Limonade (Rezept im Rezeptteil) usw.
10. Eine gute Gelegenheit, heimische Superfoods und „Unkräuter“ zu verwenden!

- An erster Stelle steht die **Brennnessel**, die fast das ganze Jahr über geerntet werden kann. Ihre Samen und Blätter gehören zu den größten Schätzen, die die Natur zu bieten hat. Enthalten sind reichlich Calcium, Magnesium, Phosphor und Kalium, sowie die Vitamine A und C, wichtige Aminosäuren und pflanzliche Eiweiße.

- **Löwenzahn** – im Vergleich mit anderen Wildpflanzen enthält er eher durchschnittliche Mengen an Vitaminen, Mineralstoffen und Eiweißen. Trotzdem übertrumpft er damit die meisten Kulturpflanzen. Das Besondere am Löwenzahn ist die positive Wirkung auf den Verdauungstrakt. Seine Wurzel dient als Kaffee-Ersatz als hervorragender Muntermacher.

- **Weißer Gänsefuß** wird im Gegensatz zu Indien und China hierzulande meist als Unkraut behandelt, dabei gilt Gänsefuß als eine der vitalstoffhaltigsten Pflanzen Mitteleuropas. Er punktet mit einem hohen Gehalt an Vitamin C, Magnesium, Kalium und Eiweißen. Die Blätter eignen sich als Spinat, die Knospen können zu Salaten gegeben werden.

- **Giersch** enthält mehr Vitamine und Mineralstoffe als z.B. Grünkohl, der auch schon sehr gesund ist. In besonders hoher Menge sind enthalten Vitamin A, Calcium, Magnesium und Eisen. Giersch gilt als Heilmittel bei Arthritis, Gicht, Rheuma und Hexenschuss. Die jungen Blätter können als Pesto, Spinat, Salat, grünen Smoothies oder als Wildkräutersalz verwendet werden.

Überraschungen kann man planen

Dekorieren Sie Ihr Brunch-Buffet gerne mit Blüten, wie z.B. Gänseblümchen, Veilchen, Malve, Kapuziner-Kresse, Rotklee oder Taubnessel – alle sind essbar, gesund und ein Highlight fürs Auge.
Achten Sie aber bitte darauf, dass die Pflanzen nicht mit Pestiziden oder anderen Giften in Berührung gekommen sind.

Bei chronischen Erkrankungen wie Diabetes ist es wichtig, nicht noch zusätzlich pharmazeutische Arzneien mit ihren diversen Nebenwirkungen einzunehmen. Gerade bei Erkältungskrankheiten, Harnwegsentzündungen, Kopfschmerzen, Magenproblemen und vielen anderen Beschwerden kann die Natur effektiv helfen.

Über die Heilkraft von Bäumen und Sträuchern

Die Birke

Die früh im Jahr treibenden Knospen und Blätter können hilfreich sein bei grippalen Infekten, Blasenentzündung, Blasen- und Nierensteinen, Rheuma und Hautproblemen.

Birkentee bei Erkältungen:

- 2 TL zerkleinerte Birkenblätter
- Die Blätter mit kochendem Wasser übergießen,
- 5 Minuten ziehen lassen und abseihen.

Bei starkem Husten:

- 1 EL Birkenknospen zerdrücken
- mit 250 ml heißem Wasser übergießen
- 10 Minuten ziehen lassen und abseihen.

Müsli kann durch die Beigabe von Birkenknospen aufgewertet werden:

- 1 EL Birkenknospen über
- Haferflocken, geriebenem Apfel oder Bananenscheiben streuen.
- Milch oder Joghurt dazugeben.

Birkensalat

- Als zusätzliche Zutaten zu anderen Blattsalaten sind junge Birkenblätter und Knospen mit ihrem nussigen Aroma und einem leichten Zitrone-Joghurt-Dressing der optimale „Vitamin-Stoß“

Finnische Birkenknospen-Sauce – passt zu Gemüse- und Kartoffelgerichten und zu Fisch und Fleisch.

- 3 EL Birkenknospen
- 1 TL Honig

- 100 ml Gemüsebrühe
- 150 g saure Sahne
- 1 EL Speisestärke
- Meersalz

1. Die Gemüsebrühe erhitzen, Honig und Birkenknospen zufügen und abkühlen lassen.
2. Die saure Sahne einrühren und mithilfe eines Mixers pürieren.
3. 5 Esslöffel abnehmen und mit der Stärke verrühren.
4. Den Rest erneut erwärmen und mit der Stärkemischung unter ständigem Rühren andicken.
5. Mit Salz abschmecken

Frisch vom Baum gezupft und auf einem Butter- oder Käsebrot angerichtet, bleiben die meisten wertvollen Inhaltsstoffe erhalten.

Der Spitz-Ahorn

Die jungen Blüten und Blätter können im April geerntet werden. Sie enthalten reichlich Gerbstoffe, Flavonoide, Calcium, Magnesium, Kalium, Eisen, Mangan und Eiweiße.

Salat aus Blättern und Blüten:
Pro Portion

- 20-24 junge Blätter
- Dressing aus Himbeer- oder Balsamicoessig, Olivenöl, Salz und Pfeffer
- Optional frische Blüten, Parmesan, Nüsse

1. Die Blätter auf einem Teller anrichten und das Dressing darüber geben (dieser Salat braucht nur ganz wenig).
2. Je nach Wunsch Blüten, geriebenen Käse und Nüsse darauf verteilen.

Der Ahorn-Gesundheitstrunk

- Junge, frische Blätter des Spitzahorn (Bergahorn ist ungeeignet)
- Die Blätter sortieren (nur gesunde Teile verwenden)
- Honig, alternativ Ahorn- oder Löwenzahnsirup
- Schraubglas

1. Die Blätter zerkleinern und in das Schraubglas füllen.
2. Etwa dieselbe Menge Honig darauf geben (alle Blätter müssen bedeckt sein)
3. Das Glas verschließen und den Ansatz etwa 6 Wochen an einem warmen Ort reifen lassen.
4. Mit der Zeit sackt die Masse zusammen, dann noch etwas Honig zufügen.

Der Honig verbindet sich mit den wertvollen Substanzen der Blätter – fertig ist der Gesundheitstrunk!
Anwendung: 1-2-mal täglich 1 TL Sirup mit warmem Wasser oder Tee aufgießen.

Ahorn-Spinat. Für diese Beilage sind reichlich Blätter nötig, da sie stärker schrumpfen als Blattspinat. Die Zubereitung erfolgt wie bei üblichen Spinat-Rezepten:

1. Die Blätter von den Stängeln zupfen.
2. Zwiebelwürfel in etwas Öl oder Butter anrösten.
3. Die Blätter und etwas Wasser zufügen und
4. alles mit Salz, Pfeffer, Knoblauch und
5. einem Schuss Sahne oder Milch verfeinern.

Die Zubereitung braucht deutlich weniger Zeit als bei frischem Spinat.

Weinblatt-Ersatz – große Ahornblätter können nach Art der griechischen gefüllten Weinblätter verwendet werden.

1. Die Ahornblätter ganz kurz in kochendem Salzwasser blanchieren.
2. Gekochten Reis abschmecken, z.B. mit gehackter Minze, Petersilie, Knoblauch, Zwiebeln, Zitronensaft, Salz und Pfeffer.
3. Die Reismasse auf die Blätter verteilen und aufrollen.
4. In eine feuerfeste Form legen, Zitronenscheiben, etwas Salz und Olivenöl darauf geben und kurz im Backofen erwärmen.

Snack aus Ahornfrüchten – die jungen hellgrünen Früchte sind ab etwa Mitte Mai erntefertig. Wie kleine Propeller hängen sie jetzt an den Bäumen. Sie müssen nur geerntet und unter fließendem Wasser abgebraust werden. Anschließend von den Stielen zupfen und abtrocknen lassen.

1. Die trocknen „Ahornpropeller" zusammen mit Öl, Salz, Pfeffer oder anderen Gewürzen nach Wunsch in einen Topf geben.
2. Den Deckel drauf und sachte schütteln, bis sich Öl und Gewürze verteilt haben.
3. Die geölten Früchte auf ein Backblech (Backpapier verwenden) verteilen und bei ca. 150°C 10 Minuten backen.

Kapern-Ersatz

- 500 g frische Ahornfrüchte
- 500 ml weißen Essig
- 2 TL Salz
- 2 TL Ahornsirup oder Honig
- 1 Zweig Estragon

1. Die Ahornfrüchte in Wasser 5-10 Minuten kochen.
2. Abseihen und mit kaltem Wasser abschrecken.
3. In saubere Twist-Off-Gläser geben und pro Glas etwas Estragon zugeben.
4. Die restlichen Zutaten aufkochen und die Gläser damit auffüllen – sofort verschließen.
5. Die Gläser ziehen sich zu.

Tannen und Fichten

Im Mai sprießen die Wipfel von Tannen und Fichten. Sie eignen sich für selbstgemachte Heilmittel hervorragend. Die „Maiwipfel" enthalten ätherische Öle, Harz, Tannine und viel Vitamin C. Sie verhindern die Vermehrung von Bakterien und wirken bei Husten, Schnupfen, Heiserkeit.

Tannenspitzen-Tee

- 1-2 Wipfel in eine große Tasse legen und mit kochendem Wasser übergießen.
- Abgedeckt ca. 10 Minuten ziehen lassen.

Fichten-Essig

- 100 g saubere Spitzen in einem Schraubglas in 400-500 ml weißen Essig einlegen und 3-4 Wochen ziehen lassen

Fichten-Öl für Salat-Dressings oder zum Braten von Steaks.

- 100 g Fichtenspitzen in ein Schraubglas geben und mit 500 ml Öl nach Wahl bedecken, dann 3 Wochen ziehen lassen und täglich schütteln.

Tannenspitzen-Senf

- 200 g Tannen- oder Fichtenspitzen
- 200 ml Weißweinessig
- 25 g Senfkörner
- 25 g Roggenvollkornmehl
- 30 g Honig
- 1 TL Natursalz

1. Die Senfkörner 12 Stunden in wenig Essig einweichen, anschließend mit einem Mörser zu Brei verarbeiten.
2. Mittels Mixer oder Pürierstab den Senfbrei und alle anderen Zutaten zu grobkörnigem Senf verarbeiten.
3. Den Tannensenf in sterile Schraubgläser füllen und dunkel, aber bei Raumtemperatur ca. 5 Wochen ziehen lassen.

Der Lindenbaum

Seine duftenden Blüten enthalten wertvolle Stoffe wie Flavonoide, Farnesol, Glykoside und Gerbstoffe. Die Heilkraft der Linde ist legendär. Hier einige Beispiele, welche Wirkung die Linde auf unseren Körper haben kann:

- schmerzlindernd bei Migräne, Magen- und Unterleibsschmerzen, rheumatischen Erkrankungen
- blutdrucksenkend, beruhigend, schlaffördernd
- verdauungsanregend, harntreibend
- fiebersenkend, entzündungshemmend
- lindernd bei Reizhusten
- immunsystemstärkend

    - gegen Hitzewellen während der Wechseljahre.

So ist die Linde zu verwenden:

- die schnellste Möglichkeit – Blüten und Samen aufs Brot oder über den Salat streuen.
- junge Blätter kleinschneiden und in Joghurt, Quarkspeisen oder Smoothies verarbeiten.
- Der **heiße Teeaufguss** (wärmend und schweißtreibend):
    - 1 TL getrocknete oder 2 TL frische Blüten mit
    - 250 ml kochendem Wasser übergießen und abgedeckt 5-10 Minuten ziehen lassen.
    - Durchsieben und heiß trinken, bis zu 3-mal täglich.
- **Kalter Teegenuss** (durstlöschend und erfrischend):
    - 1 Handvoll frischer Lindenblüten oder ½ Handvoll getrockneter Blüten in
    - 1 l kaltem Wasser 6-8 Stunden ziehen lassen.
    - Durchsieben und genießen.
    - Kalter Lindenblüten-Tee hilft als Umschlag auch bei Sonnenbrand!

Die Hagebutte

Zu finden ist die Frucht unter den Top 5 der Vitamin C-reichsten der Welt. Hagebutte verleiht Energie und wirkt gesundheitsfördernd auf das Verdauungssystem, enthält wichtige Nähr- und Pflanzenstoffe wie das Lycopin. Es gehört zu den Antioxidantien und schützt den Körper vor freien Radikalen und der Zellalterung.

Für eine **Teezubereitung** werden halbierte Früchte, frisch oder auch getrocknet, verwendet. Schalen und Kerne können getrennt verarbeitet werden. Eine getrennte Verwendung hat den Vorteil, dass das hitzeempfindliche Vitamin C in den Schalen besser erhalten bleibt, da nur mit heißem Wasser übergossen und nicht gekocht wird.

1. 6 Fruchthälften mit
2. 250 ml heißem Wasser übergießen.
3. 10 Minuten ziehen lassen und
4. Nach Wunsch mit etwas Honig süßen.

Dieser Tee wirkt abführend und harntreibend. Ebenfalls kann er als Mundspülung bei Zahnfleischproblemen verwendet werden.

Folgeerkrankungen

Ein ständig überhöhter Blutzuckerspiegel kann Nerven und Gefäße schädigen und zu einer Reihe von Folgeerkrankungen führen. Umso länger eine schlechte Blutzuckereinstellung besteht, umso größer ist das Risiko für einen Diabetes-Patienten, an einer Folgeerkrankung zu leiden. Eine gute Blutzuckereinstellung ist deshalb, einer der wichtigsten Schritte, um Folgeerkrankungen vorzubeugen.

Erhöhtes Parodontitis-Risiko bei Diabetes

Durch ständig erhöhte Blutzuckerwerte können Blutgefäße im Mundraum geschädigt werden, was zu einer Minderversorgung mit Nährstoffen und Sauerstoff führt. Dies schwächt die Abwehrfunktionen, so können Bakterien eine Zahnfleischentzündung auslösen. Unbehandelt kann sich daraus eine Parodontitis mit Knochenbeteiligung entwickeln. Weitere Risikofaktoren sind Rauchen, Stress und eine mangelnde Mundhygiene.

In umgekehrter Weise führen die Entzündungen im Mundraum wieder zur Verschlechterung der Blutzuckerwerte mit negativem Einfluss auf die organversorgenden Blutgefäße. So kann das Risiko für Herz-, Nerven-, Augen- und Nierenerkrankungen bei Diabetikern deutlich erhöht sein.
Darüber hinaus leiden Diabetes-Patienten häufig unter Mundtrockenheit durch verminderte Speichelproduktion. Speichel besitzt jedoch reinigende Wirkung auf die Zähne und sorgt durch mineralische Bestandteile für die Erhaltung des Zahnschmelzes. Bei nachlassender Speichelproduktion können sich jedoch Bakterien ausbreiten und Karies und Zahnfleischentzündungen verursachen.

- Eine sehr gründliche Zahnpflege und regelmäßige Kontrolluntersuchungen (mindestens 2-mal jährlich) sind daher unbedingt erforderlich.
- In der Praxis werden Sie auch beraten in Sachen Zahnputztechnik, geeignete Mittel zur Mineralisierung oder Desinfizieren durch Mundspülungen.
- Rauchende Diabetiker sollten viermal jährlich zur Kontrolle gehen, weil das Nikotin die Mundgesundheit zusätzlich negativ beeinflusst.

Diabetes und Augenerkrankungen

Diabetes kann die kleinsten Blutgefäße der Augen und damit die Retina (Netzhaut) schädigen. Anfangs oft unbemerkt, können die Schädigungen im weiteren Verlauf zu Sehstörungen bis schlimmstenfalls zur Erblindung führen. Weiterhin kann die Makula (auch gelber Fleck – der Bereich des schärfsten Sehens und des Farbsehens) betroffen sein. Durch das Platzen kleiner Blutgefäße können dort Wasseransammlungen entstehen, die die Sehfunktion schwächen und im Laufe der Zeit zu unwiderruflichen Schädigungen der zentralen Netzhaut führen. Die Folge ist ein bleibender Sehschärfeverlust.

Diabetische Augenerkrankungen zählen in Deutschland zu den Hauptverursachern für Erblindungen. Der Verlust des Sehvermögens kommt in den meisten Fällen durch eine Netzhautablösung, Blutungen in der Netzhaut oder der Glaskörper, Wasseransammlungen im Bereich der Makula sowie Durchblutungsstörungen der kleinen Haargefäße zustande. Diabetiker sollten mindestens einmal jährlich zur Augenkontrolle gehen!

Mögliche Hauterkrankungen bei Diabetes

Nicht alle Mechanismen, die zu Erkrankungen der Haut bei Diabetes-Patienten führen, sind bis dato bekannt. Einige zeigen allerdings einen konkreten Zusammenhang mit erhöhten Blutzuckerwerten.

Durch die vermehrte Zuckerausschüttung über den Urin verliert die Haut Flüssigkeit und trocknet aus. Talg- und Schweißdrüsen können durch diabetesbedingte Schäden des Nervensystems beeinträchtigt werden, was zu rissiger, juckender Haut führt. Durch kleinste Verletzungen können Bakterien und Pilze leicht eindringen, gleichzeitig kann bei schlecht eingestelltem Diabetes eine Immunschwäche vorherrschen, die eine rasche Ausbreitung von Infektionen ermöglicht.

Des Weiteren können antidiabetische Medikamente Hautirritationen auslösen, daher sollte der Beipackzettel genau gelesen werden. In selteneren Fällen reagieren Patienten auch auf Insulininjektionen mit Hautveränderungen. Wichtig ist, die Beweglichkeit der Betroffenen durch physiotherapeutische Methoden zu erhalten.

Es treten bei etwa 80% der Menschen mit chronischer Überzuckerung Hautveränderungen auf und oft nicht erst im späten Stadium, sondern schon im prädiabetischen Stadium. Typische Anzeichen sind sehr trockene Haut, Juckreiz, Pilzerkrankungen und schlecht heilende Wunden.

Diabetes und Durchblutungsstörungen im Gehirn

Etwa 12% der Diabetiker leiden durch Gefäßveränderungen der Halsschlagader und/oder der Wirbel- und Schädelbasisarterie an Durchblutungsstörungen im Gehirn. Der vom geschädigten Blutgefäß zu versorgende Gehirnbereich wird nicht ausreichend mit Sauerstoff und Nährstoffen versorgt.

Forscher der Universität Alberta in Kanada stellten fest, dass bei Diabetes-Typ 2-Patienten die Gehirnleistung, insbesondere das logische Denken, die Aufmerksamkeit sowie Organisations- und Planungsfähigkeit schon zeitig nach Krankheitsbeginn nachließen.

Ist der Blutfluss im Gehirn blockiert, führt dies zu einer vorübergehenden Durchblutungsstörung als Vorbote eines Schlaganfalls oder direkt dazu. Das Risiko für Diabetes-Patienten mit Typ 1 und 2 ist signifikant erhöht. Die Diagnose kann mittels Ultraschall, Computer- oder Magnetresonanztherapie erstellt werden. Für Diabetiker ist es wichtig, Risikofaktoren möglichst zu minimieren. Dazu gehört in erster Linie, den Blutzucker gut einzustellen, den Blutdruck niedrig zu halten, sich gesund zu ernähren und das Rauchen einzustellen.

Diabetes und Nervenschädigungen

Diabetische Nervenschädigungen (Polyneuropathien) können bei allen Diabetesformen auftreten. Angegriffen werden Nerven, die außerhalb von Gehirn und Rückenmark liegen. Die Nervenzellen werden durch hohe Blutzuckerwerte gestört und innerhalb der Zellen lagern sich Abbauprodukte ab. Der entstehende Sauerstoffmangel schädigt die jeweiligen Nerven.

Die Symptome einer Nervenschädigung machen sich als Taubheitsgefühl, Kribbeln und gestörtes Wärme-Kälte-Vibrationsempfinden bemerkbar. In fortgeschrittenen Stadien können Nervenschäden die Beweglichkeit stark einschränken.

Risikofaktoren für diabetische Neuropathien sind außer den erhöhten Blutzuckerwerten erhöhte Fettgewebemengen im Bauchraum, erhöhter Blutdruck, Alkohol- und Nikotinkonsum. Die beste vorbeugende und gleichzeitig therapeutische Maßnahme ist die gute Blutzuckereinstellung sowie der Verzicht sowohl auf Alkohol als auch auf Nikotin.

Generell kann gesagt werden, dass die Prognose bei kurzer Diabetes-Dauer gut ist, bei Langzeitdiabetikern sind neuropathische Schäden jedoch oft nicht umkehrbar.

Diabetes und Herz-Kreislauferkrankungen

Besagte Erkrankungen sind bei einem schlecht eingestellten Diabetes häufiger. Gängige Diagnosemethoden sind das Belastungs-EKG, Ultraschall des Herzens und die nuklear-medizinische Untersuchung zur Abklärung der Durchblutungssituation des Herzmuskels.

Therapie und Prävention gehen fließend ineinander über. Eine optimale Blutzuckereinstellung kann das Herz-Kreislauf-Risiko um die Hälfte senken. Darüber hinaus ist für Diabetes-Betroffene eine Lebensstiländerung oft von großem Vorteil. Angepasste Ernährung, Bewegung, Gewichtsabnahme und Nikotinverzicht sind die wichtigsten Maßnahmen.

Bei Gefäßverengungen in Herzkranzgefäßen können sogenannte „Stents“ helfen. Die metallenen Gefäßstützen können während einer Herzkatheder-Untersuchung eingesetzt werden. Bei Diabetes-Typ 2-Erkrankten ist jedoch das Risiko einer Gefäßverengung größer als bei Gesunden. Bei schwerwiegenden Koronararterien-Verengungen ist die Bypass-Operation nach wie vor das erste Mittel der Wahl.

Diabetes und mögliche Schädigung der Nieren

Nach Schätzung der „Deutschen Diabetes Gesellschaft“ entwickeln ca. 20-40% der Diabetiker im Verlauf der Erkrankung auch eine Nierenschädigung. Die Nieren sind dann außerstande, ihre Aufgaben, d.h. die Regulation des Wasserhaushalts und die Entgiftung des Blutes im vollen Umfang wahrzunehmen. Es kommt häufig zu einem Blutdruckanstieg mit ungünstigen Wirkungen auf die Nieren und die Gefäße.

Der wichtigste Risikofaktor für eine Nierenschädigung scheint eine unzureichende Blutzuckereinstellung zu sein, gefolgt von Bluthochdruck und Zigarettenrauch. Die Inhaltsstoffe von Zigaretten verengen die Blutgefäße der Nieren. Schon bei mäßigem Konsum schreitet die Erkrankung doppelt so schnell voran wie bei Nichtrauchern. Als weitere Risiken kommen Fettstoffwechselstörungen und eine verhältnismäßig große Eiweißzufuhr über die Ernährung in Betracht.

Die Faktoren für das Auftreten von Nierenerkrankungen können in beeinflussbar und nicht beeinflussbar eingeteilt werden. Beeinflussbar sind starkes Übergewicht, hohe Blutdruck- und Blutzuckerwerte sowie erhöhte Fettstoffwechselwerte, z.B. Cholesterin. Nicht zu beeinflussen sind das Lebensalter, die Dauer einer Diabetes-Erkrankung, gleichzeitige Netzhautschädigung und vermehrt familiär auftretende Fälle von Bluthochdruck und/oder Nierenerkrankungen.

Die erwähnten Risikofaktoren müssen dokumentiert und schnellstmöglich behandelt werden. Es gilt als gesichert, dass eine entstehende Nierenerkrankung schon mit einer optimalen Stoffwechselumstellung zum Stillstand bzw. zur Verlangsamung gebracht werden kann.

Diabetes und Durchblutungsstörungen

Gefäßverschlüsse oder Verengungen spielen bei den Folgeerkrankungen eine bedeutende Rolle. Mit 75% sind sie häufigste Ursache für eine Krankenhauseinweisung. Je nach betroffenen Organen können sich Beschwerden einstellen: Durchblutungsstörungen im Gehirn können Schwindelattacken auslösen oder gar zum Schlaganfall führen, am Herzen kann es zu Angina pectoris oder einem Herzinfarkt kommen. Sind die Bauchschlagader oder die Beingefäße betroffen, entwickeln sich schmerzende Beine, die sogenannte „Schaufensterkrankheit".

Eine regelmäßige Kontrolle der Blutgefäße ist bei Diabetikern zentrale Voraussetzung, um durch gezielte Therapien die Durchblutung zu fördern. So lassen sich Schlaganfall, Herzinfarkt und Gewebestörungen verhindern.

Diabetischer Fuß

Das Fußsyndrom ist eine sehr häufige Folgeerkrankung von Diabetes und es können sich sehr gefährliche Geschwüre entwickeln, im schlimmsten Fall kann es bis zur Amputation des Fußes kommen. Hier spielen mehrere Faktoren eine Rolle: In Folge der erhöhten Blutzuckerwerte kann es zu geschädigte Nerven an den Füßen kommen. Die Schmerz- und Druckempfindung nimmt ab und dadurch entstehen leichter kleine Wunden, die häufig nicht bemerkt werden.

Zudem ist die Schweißproduktion beeinträchtigt, was die Haut sehr trocken und noch anfälliger für Verletzungen macht. Sollten auch noch Durchblutungsstörungen vorliegen, dann heilen die entstandenen Wunden sehr schlecht und es entsteht ein Teufelskreislauf. Dadurch, dass Betroffene durch die geschädigten Nerven die Verletzung oft nicht mitbekommen, wird sie viel zu spät versorgt. Infektionen können sich ungestört ausbreiten und gefährliche Geschwüre bilden.

Außerdem werden die Füße oft falsch belastet und Hornhaut kann sich an den betroffenen Stellen bilden. Deshalb muss den Füßen bei Diabetes besondere Beachtung geschenkt werden. Der Fuß sollte immer wieder auf Veränderungen kontrolliert werden und eine Podologie ist als präventive Maßnahme zu empfehlen.

Die Podologie – ein äußerst wichtiges Kapitel in der Diabetes-Behandlung

Die Podologie ist die therapeutische, präventive, rehabilitative nicht-ärztliche Heilkunde der Füße. Die medizinische Fußpflege ist bei Diabetes-Patienten verordnungsfähig. Auf dem Heilmittelrezept können zwei Versorgungsarten vom Arzt vermerkt werden:

- die Hornhautabtragung
- die Nagelbearbeitung.

Voraussetzungen dafür sind:

- Die Veränderungen am Fuß müssen Folge eines Diabetes mellitus sein.
- Ohne Behandlung drohen Folgeschäden wie Entzündungen und/oder Wundheilungsstörungen.

- Es handelt sich um ein diabetisches Fußsyndrom Stadium 0 (nach Wagner-Einteilung).
- Die verordnete Therapie darf nur von ausgebildeten Podologen mit Kassenzulassung durchgeführt werden.
- Entzündungen und Hautdefekte ab Wagner-Stadium 1 dürfen von Podologen nicht behandelt werden.
- Vor jeder neuen Verordnung ist der Arzt verpflichtet, eine Eingangs- bzw. Folgediagnose durchzuführen.

Wagner-Klassifizierung des diabetischen Fußes:

- Stadium 0: Prä- oder postulcerativer Fuß
- Stadium 1: oberflächliche Wunde
- Stadium 2: Wunde bis zu den Sehnen und Kapseln
- Stadium 3: Wunde bis zu den Knochen und Gelenken
- Stadium 4: Nekrose von Fußteilen
- Stadium 5: Nekrose des ganzen Fußes.

Behandlungen und Beratungen, die ein Podologe durchführt:

- Dokumentation der patientenspezifischen Daten
- Beratungen zu orthopädischen Hilfsmitteln, geeignetem Schuhwerk und Fußproblemen bei Diabetes
- Nagelbehandlungen (eingewachsene und/oder verdickte Nägel)
- Entfernen übermäßiger Hornhaut und Schwielen
- Fachgerechtes Abtragen von Hühneraugen
- Korrektur eingewachsener Nägel (Nagelkorrekturspange)
- Anlegen von Entlastungs- oder Stützverbänden
- „Orthesentechnik" – die dauerhafte Druckentlastung durch Prothesen und Orthesen
- Künstlicher Nagelersatz oder Maßnahmen zur Nagelverstärkung
- Fuß- und Unterschenkelmassage zur Unterstützung der Behandlung.

Was man selber tun kann:

1. Die richtigen Schuhe finden. Sie dürfen nicht zu eng sein und eine Fütterung haben. Unter Umständen müssen Einlagen getragen werden, um Druckbelastungen zu verhindern. Überschreiten diese Einlagen eine gewisse Stärke, passen sie nicht in herkömmliche Schuhe und es müsste ein Diabetiker-Schuh angepasst werden.

Beratung bekommen Sie in Fachgeschäften. Bei einer Verschreibung vom Arzt übernehmen Krankenkassen in aller Regel die Kosten einmal jährlich.

2. Die richtigen Socken. Achten Sie auf einen hohen Baumwollanteil und dass keine drückenden Nähte vorhanden sind. Die Bündchen dürfen an Knöchel oder Wade nicht einschnüren. Im Fachhandel oder online sind spezielle Modelle erhältlich.

Die Fußpflege:

Es empfiehlt sich, die Füße täglich genau anzusehen. Stellen Sie Risse, Wunden oder Druckstellen fest, suchen Sie baldmöglich Ihren Arzt auf, um eine diabetologische Beurteilung zu bekommen.

Zu einer guten Fußpflege gehören:

- Waschen Sie die Füße täglich mit einer neutralen Seife 3-5 Minuten lang bei 35-38°C Wassertemperatur. Anschließend vorsichtig trockentupfen.
- Cremen Sie Ihre Füße ein. Dafür eignen sich Salben und Cremes ohne Duft- und Konservierungsstoffe. Sie sollten keine Emulgatoren enthalten, wenig Wasser, aber viel Fett.
- Die Socken täglich wechseln.
- Hühneraugen und Schwielen vom Podologen entfernen lassen. Verwenden Sie keine Hühneraugen-Pflaster-, -salben oder Tinkturen.
- Die Nägel feilen, Ecken abrunden – nicht schneiden.
- Kontrollieren Sie laufend Ihr Schuhwerk, um Druckstellen zu verhindern.
- Bei Hautverletzungen auf Fußbäder verzichten, stattdessen die Stellen mit ungefärbten Desinfektionsmitteln behandeln und mit einer sterilen Mullauflage abdecken. Umgehend dem Arzt vorführen.

Es lässt sich nicht alles im Leben vermeiden, aber vieles verbessern!

Ein britisches Forscherteam stellte eine Studie mit 28 gesunden Erwachsenen, im Alter von durchschnittlich 32 Jahren, vor. Diese Teilnehmer waren im normalen Alltag körperlich sehr aktiv, änderten dann aber ihren Lebensstil für 14 Tage. Sie blieben weitestgehend inaktiv und verbrachten etwa 1,5 Stunden am Tag mehr im Sitzen als sonst üblich.

Verschiedene Parameter, die auf die Herz-Kreislauf-Fitness sowie die Verteilung des Körperfetts schließen lassen, wurden zu unterschiedlichen Zeiten der Studie gemessen:

1. Zu Beginn –
2. nach 14-tägiger inaktiver Phase –
3. 14 Tage nach Wiederaufnahme der Aktivitäten.

Das Ergebnis lautete: Bereits nach 14 Tagen Inaktivität hatten sich alle Parameter, also Herzschlag, Menge an Körperfett und die Insulin-Sensibilität deutlich verschlechtert.

Eine Nachricht, die Mut macht: **Nach Wiederaufnahme des aktiven Lebensstils verbesserten sich alle Werte auf das Niveau vor Start der Studie.**

Rezepte

Im anschließenden Rezeptteil finden Sie empfohlene Gerichte zur Ernährung bei Diabetes, aber natürlich auch leckere Rezepte für die ganze Familie. Sie werden feststellen, dass der wichtige Baustein ausgewogene Ernährung nicht gleichzeitig Verzicht bedeutet, sondern im Gegenteil, zur Gesundheit und Wohlbefinden führt.

Ich empfehle Ihnen auf die Qualität der Zutaten zu achten und Bio-Lebensmittel zu bevorzugen. Das tut nicht nur der Umwelt gut, sondern auch Ihren Körper. Hoffentlich haben Sie Verständnis, dass die Rezepte keine Bilder haben. Nur so konnte ich das Buch zu einem fairen Preis anbieten.

Viel Spaß, gutes Gelingen und guten Appetit!

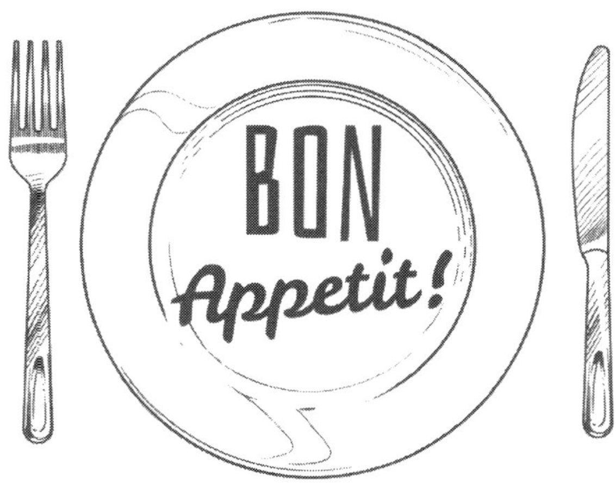

Aufstriche

Rote Bete-Sonnenblumenkern

VEGAN

Nährwerte für 1 Glas:

359 Kalorien | Kohlenhydrate 17g/ BE 1,4 | Fette 25g | Eiweiß 14g

Zubereitungszeit: 10 Minuten

Zutaten für 2 Schraubgläser:

- 250 g gekochte Rote Bete
- 100 g Sonnenblumenkerne

Zubereitung:

1. *Die Sonnenblumenkerne ca. 1 Stunde einweichen.*
2. *In der Zwischenzeit die Rote Bete in kleine Stücke schneiden.*
3. *Nun die beiden Zutaten zu einer geschmeidigen Masse pürieren, evtl. kann noch 4 Teelöffel Meerrettich untergemischt werden.*

Linse-Tomaten

VEGAN

Nährwerte für 1 Glas:

313 Kalorien | Kohlenhydrate 45g/ BE 4 | Fette 5g | Eiweiß 20g

Zubereitungszeit: 5 Minuten

Zutaten für 2 Schraubgläser:

- 400 g gekochte Linsen – oder 180 g Trockenlinsen
- 80g getrocknete Tomaten (ohne Öl)
- Gewürze

Zubereitung:

1. *Die abgetropften Linsen mit den Tomaten in einer Schüssel zu einer cremigen Masse pürieren.*
2. *Nach Geschmack noch etwas getrockneten Rosmarin oder Koriander-pulver beimischen oder mit Salz und Zitronensaft abschmecken.*

Kürbis-Hummus

VEGAN

Nährwerte für 1 Glas:

212 Kalorien | Kohlenhydrate 22g/ BE 1,8 | Fette 11g | Eiweiß 5g

Zubereitungszeit: 30 Minuten

Zutaten für 2 Schraubgläser:

- 1 Dose gekochte Kichererbsen
- 250 g Hokkaido-Kürbis
- 1 Knoblauchzehe
- 20ml kaltgepresstes Olivenöl

Zubereitung:

1. *Den Kürbis entkernen, in kleine Stücke schneiden und in Wasser kochen, bis er weich ist. Die Stücke müssen mit der Gabel zu zerteilen sein.*
2. *Kichererbsen abgießen, abtropfen lassen. Dann mit den erkalteten Kürbisstücken in einer Schüssel mit dem Stabmixer pürieren. Ist die Masse zu trocken, etwas Kichererbsen-Wasser dazugeben.*
3. *Zum Verfeinern noch eine in kleine Stücke geschnittene Knoblauchzehe und Olivenöl hineinrühren.*
4. *Nun noch in ein Schraubglas füllen – fertig ist der gesunde Aufstrich.*

Avocado-Apfel

VEGAN

Nährwerte für 1 kleines Glas:

357 Kalorien | Kohlenhydrate 16g/ BE 1,3 | Fette 30g | Eiweiß 3g

Zubereitungszeit: 5 Minuten

Zutaten für 1 kleines Glas:

- 1 reife Avocado
- 1 EL Zwiebelgrün
- 1 EL Sonnenblumenöl
- 1 TL gehackter Dill
- ¼ Apfel fein geschnitten
- 2 Msp. Zitronenpfeffer
- 1 kleine Zwiebel, fein geschnitten
- Etwas Salz

Zubereitung:

1. *Das Fruchtfleisch von der Avocado herausnehmen und mit einer Gabel zerdrücken.*
2. *Die Avocado mit allen übrigen Zutaten abschmecken.*
3. *Der Aufstrich lässt sich 2-3 Tage im Kühlschrank aufbewahren.*

Avocado-Schafskäse

Nährwerte für 1 Portion:

199 Kalorien | Kohlenhydrate 3g/ BE 0,3 | Fette 17g | Eiweiß 7g

Zubereitungszeit: 15 Minuten

Zutaten für 2 Portionen:

- 1 Stk. reife Avocado
- 80 g Schafskäse
- 1 EL Limettensaft
- 3 g Meersalz
- 2 g schwarzer Pfeffer

Zubereitung:

1. *Die Avocado abwaschen, schälen und entkernen.*
2. *Das Fruchtfleisch mit dem Schafskäse und Limettensaft fein pürieren.*
3. *Mit Salz und Pfeffer abschmecken – Fertig!*
4. *Luftdicht verpackt hält der Aufstrich im Kühlschrank 2 Tage.*

Avocado-Walnuss

VEGAN

Nährwerte für 1 Portion:

298 Kalorien | Kohlenhydrate 3g/ BE 0,3 | Fette 29g | Eiweiß 4g

Zubereitungszeit: 20 Minuten

Zutaten für 6 Portionen:

- 1 Avocado
- 3 EL Zitronensaft
- 130 g Walnüsse
- 20 g frische Petersilie
- 8 EL kaltgepresstes Olivenöl
- ½ TL Meersalz
- Etwas frischer schwarzer Pfeffer

Zubereitung:

1. *Die Avocado abspülen, halbieren und den Stein entfernen. Das Fruchtfleisch mit einem Löffel entnehmen und mit dem Zitronensaft zu einem Brei zerdrücken.*
2. *Die Walnüsse sehr fein hacken. Die Petersilie waschen, trocken schütteln und fein hacken.*
3. *Dann alle Zutaten gut vermengen und mit Salz und Pfeffer abschmecken.*

Nutella selbst gemacht

Nährwerte für 100g:

612 Kalorien | Kohlenhydrate 16g/ BE 1,3 | Fette 53g | Eiweiß 13g

Zubereitungszeit: 20 Minuten

Zutaten für 2 Gläser:

- 400 g Haselnüsse
- 7 EL geschmolzenes Kokosöl
- 5 EL Kakaopulver
- ½ TL Bourbon-Vanillepulver
- 6 EL Honig oder eine vegane Alternative (Ahornsirup oder Reissirup)
- 1 Prise Salz

Zubereitung:

1. *Den Backofen auf 170°C Ober/Unterhitze) vorheizen. Ein Backblech mit Backpapier belegen und die Nüsse darauf verteilen. Dann etwa 10 Minuten backen, dabei die Nüsse im Auge behalten, sie werden schnell zu dunkel!*
2. *Nach der Backzeit die Nüsse jeweils Handvoll vom Blech nehmen, zwischen den Handflächen reiben, dabei sollten sich die Häutchen der Nüsse lösen.*
3. *Nun die Nüsse in einem Mixer fein mahlen. Ideal ist es, wenn eine cremige Masse entsteht.*
4. *Die Masse danach mit den übrigen Zutaten mischen, je nach Geschmack kann man die Menge variieren.*
5. *Letztlich die Schokocreme in Gläser abfüllen.*

Kichererbsen-Hummus

VEGAN

Nährwerte für 1 Portion:

356 Kalorien | Kohlenhydrate 18g/ BE 1,5 | Fette 26g | Eiweiß 10g

Zubereitungszeit: 15 Minuten

Zutaten für 4 Portionen:

- 1 Stk. Bio-Zitrone
- 260 g Kichererbsen – Dose oder Glas
- 120 g Tahini
- 40 g Olivenöl
- 2 g getrockneter Kümmel
- 3 g Meersalz
- 2 g Paprikapulver

Zubereitung:

1. *Die Zitrone halbieren und auspressen. Die Kichererbsen in einem Sieb abtropfen lassen. Dann beides mit Tahini und Olivenöl gut pürieren. Ist der Hummus zu trocken, etwas Wasser zugeben.*
2. *Den Hummus mit Kümmel und Salz abschmecken und mit Paprika garnieren.*
3. *Lecker zu Falafel oder als Dip zu Vollkornbrot.*

Frühstücks-Rezepte

Frühstücks-Frittata

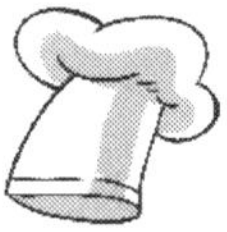

Nährwerte für 1 Portion:

304 Kalorien | Kohlenhydrate 11g/BE 0,9 | Fette 19g | Eiweiß 20g

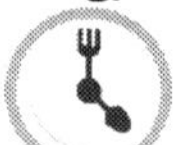

Zubereitungszeit: 20 Minuten

Zutaten für 2 Portionen:

- 1 Zwiebel
- 2 TL Rapsöl
- 300 g TK-Kaisergemüse
- 4 Eier
- 50 ml Milch
- 2 TL TK-Schnittlauch
- Meersalz, Pfeffer
- 75 g Cherrytomaten
- ¼ Beet Kresse

Zubereitung:

1. *Die Zwiebel schälen und in kleine Würfel schneiden.*
2. *In einer Pfanne das Öl erhitzen und Zwiebeln und Kaisergemüse zugeben und bei geringer Hitze zugedeckt 5-6 Minuten garen.*
3. *Die Eier mit Milch, Schnittlauch und etwas Salz verquirlen. Die Flüssigkeit über das Gemüse gießen und abgedeckt nochmal 10 Minuten garen lassen, bis die Frittata unten braun und oben gestockt ist.*
4. *Die Tomaten in Scheiben schneiden. Die Kresse vom Beet schneiden. Beides vor dem Servieren über die Frittata streuen.*

Mandelwaffeln mit Beeren

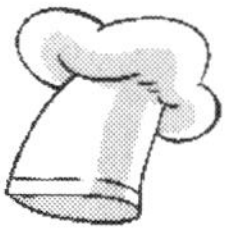

Nährwerte für 1 Portion:

384 Kalorien | Kohlenhydrate 6g/BE 0,5 | Fette 32g | Eiweiß 15g

Zubereitungszeit: 25 Minuten

Zutaten für 4 Portionen:

- 2 Eier
- 250 g gemahlene Mandeln
- 3 EL Kokosflocken
- 1 EL Kokosmilch
- 1 TL Weinstein-Backpulver
- 1 Prise Vanillearoma
- 1 Prise Zimt
- 150 g Brombeeren

Zubereitung:

1. *Die Eier in einer Schüssel aufschlagen und verquirlen. Die Mandeln zufügen und eine glatte Masse rühren.*
2. *Nun Kokosflocken, Kokosmilch, Backpulver, Vanille und Zimt zugeben und gut verrühren.*
3. *Ein Waffeleisen anheizen und jeweils 1 großen Löffel Teig hineingeben und die Waffeln ausbacken.*
4. *Inzwischen die Brombeeren mit dem Stabmixer fein pürieren.*
5. *Die Waffeln mit dem Beerenpüree servieren.*

Mandel-Pfannkuchen

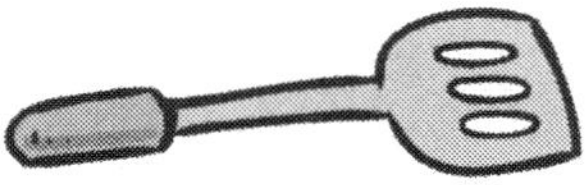

Nährwerte für 1 Portion:

423 Kalorien | Kohlenhydrate 46g/BE 4 | Fette 19g | Eiweiß 14g

Zubereitungszeit: 15 Minuten

Zutaten für 2 Portionen:

- 1 großes Bio-Ei
- 1 EL Honig
- 1 Prise Meersalz
- 45 g Dinkel-Vollkornmehl
- 25 g gemahlene Mandeln
- 75 ml fettarme Milch
- 1 Orange
- ½ Mango
- 2 TL Rapsöl
- 75 g fettarmer Joghurt

Zubereitung:

1. *Das Ei trennen und das Eigelb mit Honig und Salz cremig schlagen. Das Mehl und die Mandeln mischen und dann mit der Milch unter das Eigelb rühren. Das Eiweiß steif schlagen und unterziehen. Den Teig etwa 20 Minuten abgedeckt quellen lassen.*
2. *Die Orange schälen und die Filets herausschneiden. Das Mangofruchtfleisch schälen und vom Stein lösen, dann in Würfel schneiden. Nun beides vermischen.*

3. *Eine Pfanne dünn einfetten und die Hälfte vom Teig hineingeben. Dann bei geringer Hitze etwa 1-2 Minuten pro Seite backen. Mit dem übrigen Teig ebenso verfahren.*
4. *Nun die Früchte auf den Pfannkuchen verteilen, den Joghurt darüber geben und die Pfannkuchen zusammenklappen.*

Frischkornbrei

Nährwerte für 1 Portion:

392 Kalorien | Kohlenhydrate 48g/ BE 4 | Fette 17g | Eiweiß 9g

Zubereitungszeit: 5 Minuten
Einweichzeit: 3-8 Stunden

Zutaten für 1 Portion:

- 3 EL Getreide Ihrer Wahl
- 1 Apfel
- 1 EL Sahne
- 20 g Nüsse Ihrer Wahl
- 1 Banane
- Etwas Zimt
- Etwas Wasser

Zubereitung:

1. *Das Getreide in einer Getreidemühle oder einer alten Kaffeemühle grob mahlen.*
2. *Anschließend das Getreide mit gerade so viel Wasser vermischen, dass ein steifer Brei entsteht und nach dem Quellen nichts weggeschüttet werden muss.*
3. *Jetzt den Brei 3-8 Stunden zugedeckt stehen lassen.*
4. *Apfel, Banane und die Sahne mit einem Stabmixer kurz pürieren.*
5. *Die Nüsse zerkleinern und mit etwas Zimt servieren.*

Farbige Butterbrote

Nährwerte für 1 Portion:

304 Kalorien | Kohlenhydrate 51g/BE 4,2 | Fette 4g | Eiweiß 14g

Zubereitungszeit: 10 Minuten

Zutaten für 1 Portion:

- 50 g Salatgurke
- Je ½ TL TK-Kräuter
- 1 EL Maiskörner
- 50 g Frischkäse
- Meersalz, Pfeffer
- ¼ Paprika
- 50 g Cherrytomaten
- 2 Schb. Roggen-Vollkornbrot

Zubereitung:

1. *Die Gurke waschen und raspeln. Dann mit den Kräutern, Mais, und Frischkäse verrühren. Mit Pfeffer und Salz abschmecken. Mit der Masse die Brotscheiben bestreichen.*
2. *Die Paprika entkernen und in feine Streifen schneiden. Die Tomaten vierteln. Beides auf den Broten verteilen und servieren.*

Himbeer-Schoko-Pfannkuchen

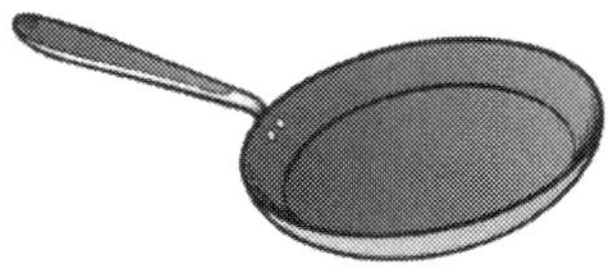

Nährwerte für 1 Portion:

564 Kalorien | Kohlenhydrate 56g/BE 4,7| Fette 21g | Eiweiß 34g

Zubereitungszeit: 15 Minuten

Zutaten für 1 Portion:

- 65 g Mehl – Type 1050
- 100 ml Mineralwasser
- 1 Prise Meersalz
- 1 großes Bio-Ei
- ½ TL flüssiger Honig
- 1 TL Kakaopulver
- Vanillemark
- 2 TL Rapsöl
- 130 g TK-Himbeeren
- 1 TL Limettensaft
- 1 TL Mandelstifte
- 120 g Magerquark

Zubereitung:

1. *Das Mehl mit Mineralwasser, Salz, Ei, Honig, Kakao und Vanillemark verquirlen und ein paar Minuten quellen lassen.*
2. *Das Öl in einer Pfanne erhitzen und aus dem Teig kleine Pfannkuchen backen.*
3. *Inzwischen die Himbeeren mit dem Limettensaft 1-2 Minuten erhitzen. Dann mit dem Quark vermengen.*
4. *Die Pfannkuchen warm stellen. In der Pfanne nun die Mandelstifte rösten.*
5. *Die Pfannkuchen mit Quark und Mandeln servieren.*

Quinoa-Beeren-Brei

VEGAN

Nährwerte für 1 Portion:

353 Kalorien | Kohlenhydrate 38g/ BE 3 | Fette 15g | Eiweiß 14g

Zubereitungszeit: 35 Minuten

Zutaten für 2 Portionen:

- 100 g Quinoa
- 300 ml Mandeldrink – ungesüßt
- ½ Stange Zimt
- ¼ TL gemahlene Vanille
- 1 TL Kurkumapulver
- 150 g Beeren – gemischt
- 2 EL Kürbiskerne
- 2 EL Mandeln

Zubereitung:

1. *Quinoa gründlich mit Wasser abspülen. Dann mit dem Mandeldrink, Zimt, Vanille und Kurkuma in einem Topf kurz aufkochen und bei kleiner Hitze 15 Minuten köcheln lassen. Den Topf vom Herd ziehen und alles noch etwa 10-12 Minuten quellen lassen. Die Zimtstange aus dem Topf nehmen.*
2. *Die Beeren waschen und trocknen. Die Kürbiskerne und Mandeln hacken und ggf. in einer Pfanne hell rösten.*
3. *Den Quinoabrei auf Schalen verteilen und die Beeren, Kürbiskerne und Mandeln darüber streuen.*

Waffeln mit Brombeeren

Nährwerte für 1 Portion:

393 Kalorien | Kohlenhydrate 6g/BE 0,5 | Fette 33g | Eiweiß 15g

Zubereitungszeit: 15 Minuten

Zutaten für 4-5 Portionen:

- 2 Eier
- 250 g gemahlene Mandeln
- 1 EL Kokosmilch
- 3 EL Kokosflocken
- 1 TL Backpulver
- 1 Prise Zimt
- 150 g Brombeeren

Zubereitung:

1. *Die Eier aufschlagen und verquirlen. Die Mandeln zugeben und gut verrühren.*
2. *Nun Kokosmilch, Kokosflocken, Backpulver und Zimt zufügen und verrühren.*
3. *Dann im Waffeleisen die Waffeln backen.*
4. *In der Zwischenzeit die Brombeeren mit dem Stabmixer fein pürieren.*
5. *Die Waffeln mit dem Püree servieren.*

Butterbrot mit Zwiebeln und Kresse

Nährwerte für 1 Portion:

333 Kalorien | Kohlenhydrate 52g/ BE 4,3 | Fette 8g | Eiweiß 11g

Zubereitungszeit: 20 Minuten

Zutaten für 2 Portionen:

- 1 große Zwiebel
- 1 EL Rapsöl
- 4 Schb. Roggenbrot
- 1 Fleischtomate
- 4 EL Hüttenkäse
- 1 Handvoll Brunnenkresse

Zubereitung:

1. *Die Zwiebel abziehen und in feine Streifen schneiden. Dann in einer Pfanne mit dem Öl langsam auf mittlerer Hitze dünsten lassen. Sobald die Zwiebeln braun werden, die Temperatur herunterdrehen und etwa 5-7 Minuten schmoren lassen.*
2. *Das Brot toasten. Die Tomaten in dünne Scheiben schneiden.*
3. *Die Zwiebeln mit je 2 EL Käse und den Tomaten auf 2 Brotscheiben verteilen, die Kresse darauf legen und mit den anderen Brotscheiben bedecken.*

Haferflocken - Braunhirse Müsli

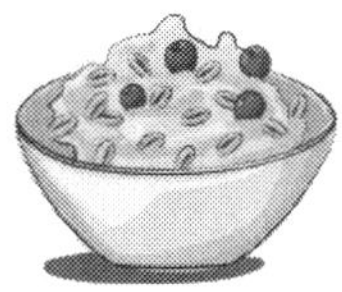

Nährwerte für 1 Portion:

375 Kalorien | Kohlenhydrate 58g/ BE 4,8 | Fette 12g | Eiweiß 6g

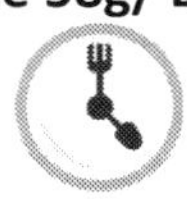

Zubereitungszeit: 5 Minuten

Zutaten für 1 Portion:

- 200g Naturjoghurt
- 1 TL natürlichen Honig
- 2 TL gemahlene Braunhirse
- 20g Haferflocken
- 2 Äpfel oder 2 Portionen Obst nach Wahl
- 10g Kokosflocken

Zubereitung:

1. *Obst aufschneiden und alles zu einem Müsli in einer Schüssel zubereiten.*
2. *Mit ein wenig Honig süßen und fertig.*

Beerenfrühstück

Nährwerte für 1 Portion:

317 Kalorien | Kohlenhydrate 38g/ BE 3 | Fette 12g | Eiweiß 12g

Zubereitungszeit: 5 Minuten

Zutaten für 2 Portionen:

- 150 g fettarmer Joghurt
- 100 g zuckerfreie Haferflocken
- 2 Handvoll Heidelbeeren
- 2 Handvoll Erdbeeren
- ½ Handvoll Mandeln

Zubereitung:

1. *Die Mandeln hacken. Die Beeren vorsichtig waschen.*
2. *Den Joghurt in kleine Schalen füllen, die Haferflocken darüber geben und die Beeren darauf streuen.*

Porridge

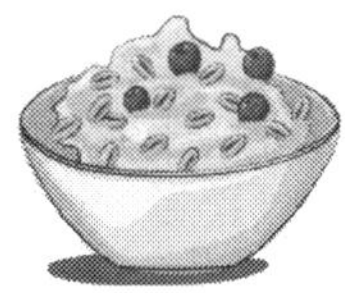

Nährwerte für 1 Portion:

564 Kalorien | Kohlenhydrate 54g/ BE 4,5| Fette 27g | Eiweiß 23g

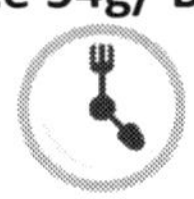

Zubereitungszeit: 20 Minuten

Zutaten für 1 Portionen:

- 50 g Haferflocken Vollkorn
- 350 ml Milch
- 1 Prise Salz
- 1 EL Honig
- 20g Mandeln
- Zimt

Zubereitung:

1. *Die Haferflocken mit der Milch und dem Salz in einem Topf erhitzen, dabei ständig rühren. 2-3 Minuten köcheln lassen, bis ein Brei entsteht. Wenn der Brei abgekühlt ist, den Honig einrühren.*
2. *Mandeln grob hacken. Das Porridge anrichten und mit Zimt und Mandeln bestreuen.*

Avocado-Brot mit Ei

Nährwerte für 1 Portion:

473 Kalorien | Kohlenhydrate 44g/BE 3,6 | Fette 24g | Eiweiß 17g

Zubereitungszeit: 20 Minuten

Zutaten für 2 Portionen:

- 2 Eier
- 15 g Pinienkerne
- 1 Avocado
- 4 Schb. Vollkornbrot
- Meersalz, Pfeffer

Zubereitung:

1. *Die Eier nach gewünschtem Härtegrad kochen (weich-4-5 Minuten, hart-8-10 Minuten). Danach abschrecken und pellen.*
2. *Die Pinienkerne fettfrei in einer Pfanne unter Schwenken rösten.*
3. *Die Avocado längs halbieren und entkernen. Das Fruchtfleisch aus der Schale lösen und auf den Brotscheiben verteilen. Die Eier halbieren und darauf legen.*
4. *Mit je 1 Prise Salz und Pfeffer würzen und die Kerne darüber streuen.*

Möhren-Quark-Brötchen

Nährwerte für 1 Portion:

235 Kalorien | Kohlenhydrate 29g/BE 2,4 | Fette 5g | Eiweiß 17g

Zubereitungszeit: 45 Minuten

Zutaten für 8 Brötchen:

- 100 g Möhren
- 200 g Magerquark
- 1 Bio-Ei
- 300 g Weizen-Vollkornmehl
- 1 TL Meersalz
- ½ Pck. Weinstein-Backpulver
- 25 g Sonnenblumenkerne
- 400 g Frischkäse

Zubereitung:

1. *Die Möhren schälen und sehr fein raspeln. Die Raspel mit Quark und Ei verrühren. Das Mehl mit Salz und Backpulver mischen und unter den Quark kneten.*
2. *Den Backofen auf 200°C vorheizen. Ein Backblech mit Backpapier auslegen.*
3. *Auf einer bemehlten Arbeitsfläche den Teig achteln und zu Brötchen formen.*
4. *Die Kerne auf einen Teller streuen und die Brötchen mit der Oberseite leicht hineindrücken. Dann die Teiglinge auf das Blech setzen und etwa 30 Minuten backen.*
5. *Die Brötchen mit dem Frischkäse servieren.*

Frucht-Nuss-Quark

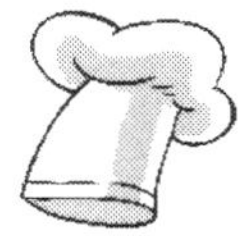

Nährwerte für 1 Portion:

206 Kalorien | Kohlenhydrate 22g/BE 2 | Fette 5g | Eiweiß 17g

Zubereitungszeit: 10 Minuten

Zutaten für 4 Portionen:

- 25 g Haselnusskerne
- 200 g reife Mango
- 1 Banane
- 500 g Magerquark
- 125 g Heidelbeeren

Zubereitung:

1. *In einer Pfanne ohne Fett die Nüsse anrösten und danach hacken.*
2. *Die Mango und Banane schälen. Die Mango entsteinen. Etwa ¾ der Früchte fein pürieren und das Püree mit dem Quark verrühren. Den Quark auf 4 Dessertschälchen verteilen.*
3. *Die übrigen Früchte in kleine Würfel schneiden. Die Heidelbeeren verlesen und mit den Fruchtwürfeln und Nüssen vermischen. Dann auf dem Quark anrichten und servieren.*

Blaubeer-Creme

VEGAN

Nährwerte für 1 Portion:

460 Kalorien | Kohlenhydrate 18g/ BE 1,5 | Fette 35g | Eiweiß 15g

Zubereitungszeit: 15 Minuten

Zutaten für 2 Portionen:

- 200 g Blaubeeren
- 5 EL weißes Mandelmus
- ½ TL Vanille
- 1 EL Zitronensaft
- 1 Prise Salz
- Mandelblättchen

Zubereitung:

1. *Die Zutaten in einem Mixer oder mit dem Stabmixer etwa 2 Minuten pürieren.*
2. *Das Püree in 2 Glasschalen füllen und mit den Mandelblättchen garnieren. Dann etwa 30-40 Minuten im Kühlschrank auskühlen lassen.*

Obstspieße mit Dip

Nährwerte für 1 Portion:

185 Kalorien | Kohlenhydrate 30g/BE 2,7 | Fette 4g | Eiweiß 6g

Zubereitungszeit: 20 Minuten

Zutaten für 4 Portionen:

- 20 g Mandeln
- 300 g fettarmer Joghurt
- 1 TL flüssiger Honig
- 125 g Weintrauben
- 200 g Zuckermelone
- 1 kleiner Apfel
- 1 Banane

Zubereitung:

1. *In einer Pfanne ohne Fett die Mandeln anrösten. Etwas abkühlen lassen, dann fein hacken.*
2. *Den Joghurt mit etwa 2/3 der Mandeln und dem Honig verrühren und in Schälchen füllen. Die übrigen Mandeln darüber streuen.*
3. *Die Trauben von den Stielen zupfen und waschen. Die Melone entkernen und in grobe Würfel schneiden. Den Apfel vierteln und entkernen. Dann in Würfel schneiden. Die Banane schälen und in Scheiben schneiden.*
4. *Nun alle Früchte abwechselnd auf 8 Spieße stecken und mit dem Dip servieren.*

Exotisches Bircher-Müsli

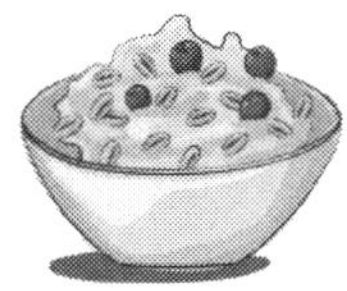

Nährwerte für 1 Portion:

438 Kalorien | Kohlenhydrate 52g/ BE 4,3 | Fette 18g | Eiweiß 14g

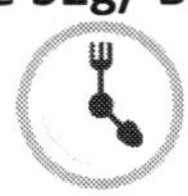

Zubereitungszeit: 20 Minuten

Zutaten für 2 Portionen:

- ¼ l Milch
- 80 g Haferflocken
- 2 EL Rosinen
- 1 kleine Papaya
- 1 Apfel
- 150 g Naturjoghurt
- 2 TL Zitronensaft
- 2 EL Pekannusskerne
- 1 EL Apfelchips – getrocknet

Zubereitung:

1. *Bereits am Vortag die Milch mit Haferflocken und Rosinen verrühren. Dann im Kühlschrank über Nacht quellen lassen.*
2. *Die Papaya halbieren, schälen und entkernen. Das Fruchtfleisch in etwa 1-2 cm große Würfel schneiden. Den Apfel waschen und fein reiben. Die Apfelraspel mit der Hälfte der Papayawürfel und dem Joghurt unter die Haferflocken rühren. Das Ganze mit Zitronensaft abschmecken.*
3. *Das Müsli auf Schalen verteilen. Die Pekannüsse hacken und mit der übrigen Papaya über das Müsli streuen.*
4. *Nun noch mit den Apfelchips garnieren und servieren.*

Buttermilch-Frucht-Smoothie

Nährwerte für 1 Portion:

191 Kalorien | Kohlenhydrate 31g/BE 2,5 | Fette 2g | Eiweiß 11g

Zubereitungszeit: 10 Minuten

Zutaten für 2 Portionen:

- 300 g frische Erdbeeren
- 2 Pfirsiche
- 1 Stiel Minze
- ½ l Buttermilch

Zubereitung:

1. *Die Erdbeeren waschen und trockentupfen. 4 Stück zur Seite legen. Die Pfirsiche halbieren, entsteinen und in grobe Würfel schneiden. Die Minzeblättchen abzupfen.*
2. *Nun alle Zutaten in einem hohen Gefäß mit dem Stabmixer fein pürieren.*
3. *In 2 hohe Gläser verteilen und mit den Erdbeeren garnieren.*

Goldene Milch

VEGAN

Nährwerte für 1 Portion:

225 Kalorien | Kohlenhydrate 23g/ BE 1,9 | Fette 11g | Eiweiß 7g

Zubereitungszeit: 15 Minuten

Zutaten für 6 Portionen:

- ½ TL Zimtpulver
- 1 EL Kurkumapulver
- ¼ TL Korianderpulver
- 1 gehäufter TL frisch gemahlener Ingwer
- 120 ml Wasser
- 1 Tasse Kuh, Mandel- oder Hafermilch
- Nach Geschmack etwas Honig oder eine vegane Alternative
- ½ TL kaltgepresstes Kokosöl
- Frisch gemahlener schwarzer Pfeffer

Zubereitung:

1. *Zimt. Kurkuma, Koriander, Ingwer und Wasser in einem Topf 5 Minuten bei schwacher Hitze aufkochen, bis eine dickliche Masse entstanden ist.*
2. *Danach in einem Schraubglas im Kühlschrank lagern, die Paste hält sich etwa 4 Tage frisch.*
3. *Zum Zubereiten der goldenen Milch die warme Milch mit etwa 1 TL der Paste verrühren, evtl. mit Honig süßen, einen Schuss Kokosöl dazugeben und etwas Pfeffer darüber streuen.*

Hauptgerichte vegetarisch / vegan

Auberginen-Röllchen

VEGAN

Nährwerte für 1 Portion:

82 Kalorien | Kohlenhydrate 2g/BE 0 | Fette 7g | Eiweiß 2g

Zubereitungszeit: 30 Minuten

Zutaten für 15 Röllchen:

- 1 Schalotte
- 5 EL Olivenöl
- 2 EL Erdnusscreme
- ½ TL Zitronenabrieb
- 125 ml Gemüsebrühe
- Meersalz
- Pfeffer aus der Mühle
- 1 Aubergine
- 50 g getrocknete Tomaten in Öl
- 20 Oliven – 10 grüne, 10 schwarze
- 35 g Pinienkerne

Zubereitung:

1. *Die Schalotte schälen und fein würfeln. Dann in einer Pfanne mit 1 EL Öl etwa 1-2 Minuten dünsten. Die Erdnusscreme, den Zitronenabrieb und die Brühe zugeben und gut verrühren. Dann salzen und pfeffern.*

2. *Die Aubergine waschen und längs in dünne Scheiben schneiden. Die Scheiben salzen. Die Tomaten, Oliven und Kerne hacken, dann mit 3 EL Öl zu einem Pesto pürieren und würzen.*
3. *Jetzt die Auberginen trockentupfen, mit dem Pesto bestreichen, aufrollen und mit Zahnstochern fixieren. Die Rollen mit dem übrigen Öl bestreichen. Dann auf dem Grill etwa 6-8 Minuten garen.*
4. *Die Röllchen mit dem Erdnuss-Dip servieren.*

Gnocchi-Spinat-Pfanne

Nährwerte für 1 Portion:

499 Kalorien | Kohlenhydrate 49g/BE 4 | Fette 25g | Eiweiß 16g

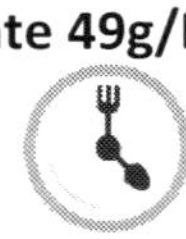

Zubereitungszeit: 25 Minuten

Zutaten für 4 Portionen:

- 50 g Pinienkerne
- 500 g Gnocchi – Kühlregal
- 2 EL Olivenöl
- 2 Schalotten
- 1 Pck. TK-Blattspinat – 600 g
- 80 g getrocknete Tomaten
- 200 ml Gemüsebrühe
- 150 g Ziegenfrischkäse
- Etwas Oregano
- Meersalz, Pfeffer
- 2 Prisen Muskatnuss

Zubereitung:

1. *In einer Pfanne ohne Fett die Pinienkerne anrösten, danach herausnehmen und zur Seite stellen.*

2. *Nun das Öl erhitzen und die Gnocchi goldbraun anbraten. Herausnehmen und beiseite stellen.*
3. *Die Schalotten schälen und klein würfeln. Mit dem Spinat in die Pfanne geben und andünsten lassen. Die Tomaten grob schneiden und mit der Brühe in die Pfanne geben. Kurz aufkochen, dann abgedeckt etwa 4-5 Minuten schmoren.*
4. *Den Spinat mit dem Frischkäse verfeinern. Nun die Gnocchi zufügen, kurz erhitzen und den Pfanneninhalt mit Oregano, Salz, Pfeffer und Muskat kräftig abschmecken. Dann mit den Pinienkernen bestreuen und servieren.*

Veganer Linsenbraten

VEGAN

Nährwerte für 1 Portion:

320 Kalorien | Kohlenhydrate 43g/ BE 3,6 | Fette 9g | Eiweiß 15g

Zubereitungszeit: 30 Minuten
Backzeit: 80 Minuten

Zutaten für 4 Portionen:

- 100 g Linsen
- 100 g Belugalinsen
- 1 große Zwiebel
- 2 Vollkornbrötchen
- 5 EL Vollkornmehl
- 1 TL getrockneter Majoran
- ½ TL frischer Pfeffer
- 1 TL Salz
- 2 EL frisch gepresster Zitronensaft
- ½ Bund Petersilie
- 3 EL Öl

Zubereitung:

1. *Linsen gut waschen, mit der dreifachen Menge Wasser ohne Salz ½ Stunde langsam kochen. Danach noch 10 Minuten im Wasser ruhen lassen, dann abgießen. (Kochzeit kommt auf die Linsenart an)*
2. *Inzwischen die Brötchen einweichen. Zwiebel klein schneiden und in Öl anbraten, Majoran und Pfeffer dazugeben und 1 Minute mitbraten lassen.*
3. *Brötchen ausdrücken und mit den Linsen pürieren, Zwiebel und die restlichen Gewürze dazu rühren und nach Geschmack würzen. Die Masse nun mit dem Mehl verrühren. In einer Backform etwa 80 Minuten bei 180°C Ober/Unterhitze backen.*
4. *Der Braten schmeckt warm und kalt, zum Salat oder Kartoffelpüree.*

Italienische Pfannkuchen mit Pilzen

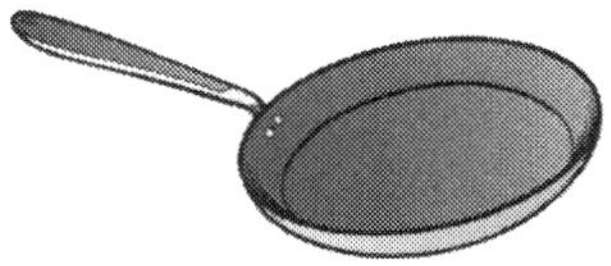

Nährwerte für 1 Portion:

381 Kalorien | Kohlenhydrate 22g/BE 2 | Fette 26g | Eiweiß 12g

Zubereitungszeit: 60 Minuten

Zutaten für 4 Portionen:

- 2 EL Weidebutter
- 100 g Mehl
- 1 Bio-Ei
- 175 ml Milch
- Meersalz, Pfeffer aus der Mühle
- 150 g Cherrytomaten
- 300 g Pfefferlinge
- 1 Stange Porree
- 1 EL Rapsöl
- 2 TL gehackter Estragon
- 100 g Creme fraiche
- 4 EL geriebener Emmentaler

Zubereitung:

1. *Die Butter schmelzen und dann mit dem Mehl, Ei, Milch und 1 Prise Salz verrühren. Den Teig etwa 20-30 Minuten ruhen lassen. Danach aus dem Teig in je 1 Minute pro Seite 8 dünne Pfannkuchen ausbacken.*
2. *Die Tomaten halbieren. Den Porree in feine Ringe schneiden und mit den Pilzen in heißem Öl etwa 4-5 Minuten braten, danach etwas*

abkühlen lassen. Die Pilz-Porree-Mischung mit den Tomaten, Estragon und Creme fraiche vermengen und würzen.

3. *Die Füllung auf den Pfannkuchen verteilen und jeweils 2 in Portionsschälchen geben, mit Käse bestreuen und im Backofen bei 200°C auf oberster Schiene überbacken.*

Gefüllte Tomaten

VEGAN

Nährwerte für 1 Portion:

331 Kalorien | Kohlenhydrate 54g/BE 4,5 | Fette 6g | Eiweiß 13g

Zubereitungszeit: 40 Minuten

Zutaten für 4 Portionen:

- 100 g Quinoa
- 4 Fleischtomaten
- 100 g TK-Spinat
- 2 Lauchzwiebeln
- 100 g Grillpaprika – Glas
- 1 EL Walnussöl
- 2 TL Weinessig
- Meersalz, Pfeffer
- 1 Vollkorn-Baguette
- 2 Knoblauchzehen

Zubereitung:

1. *Das Quinoa nach Packungsanleitung zubereiten. Die Tomaten waschen und die Deckel abschneiden. Das Fruchtfleisch herausschaben und klein schneiden. Den Spinat auftauen lassen. Die Lauchzwiebeln in feine Ringe schneiden. Die Paprika in feine Würfel schneiden.*

2. *In einem Topf das Öl erhitzen und Zwiebeln und Spinat etwa 3-4 Minuten dünsten. Das Quinoa und die Paprika zufügen und nochmal 3 Minuten dünsten. Dann mit Salz, Pfeffer und Essig abschmecken.*
3. *Die Tomaten innen salzen und pfeffern, dann die Füllung hineinfüllen. Die Deckel auflegen. Jetzt die Tomaten in einer Aluschale etwa 15-20 Minuten auf dem Grill garen.*
4. *Inzwischen das Baguette in Scheiben schneiden. Den Knoblauch schälen und halbieren, damit die Brotscheiben einreiben.*
5. *Die Tomaten mit dem Baguette servieren.*

Gemüseauflauf

Nährwerte für 1 Portion:

420 Kalorien | Kohlenhydrate 32g/BE 2,6 | Fette 24g | Eiweiß 16g

Zubereitungszeit: 120 Minuten

Zutaten für 4 Portionen:

- 600 g festkochende Kartoffeln
- 2 Zucchini
- 2 rote Zwiebeln
- 4 Fleischtomaten
- 4 EL Olivenöl
- 1 EL gehackter Thymian
- Meersalz, Pfeffer
- 200 g Schafskäse
- 60 g grüne Olivenscheiben
- 60 g schwarze Olivenscheiben

Zubereitung:

1. *Die Kartoffeln schälen und mit den Zucchini mundgerecht schneiden. Die Zwiebeln schälen und in dünne Spalten schneiden. Die Tomaten grob würfeln.*
2. *In einer Pfanne das Öl erhitzen und Kartoffeln, Zucchini und Zwiebeln etwa 4-5 Minuten anbraten. Die Tomaten mit dem Thymian vermengen und kräftig würzen. Dann mit dem anderen Gemüse vermischen.*
3. *Den Backofen auf 180°C vorheizen.*
4. *Die Mischung in eine Auflaufform füllen und mit Alufolie abgedeckt etwa 50-60 Minuten garen.*
5. *Die Folie danach entfernen. Den Schafskäse zerbröseln und mit den Oliven auf dem Auflauf verteilen. Dann noch einmal 20 Minuten garen.*

Farbige Kartoffelpfanne

VEGAN

Nährwerte für 1 Portion:

250 Kalorien | Kohlenhydrate 30g/BE 2,5 | Fette 11g | Eiweiß 6g

Zubereitungszeit: 45 Minuten

Zutaten für 4 Portionen:

- 600 g festkochende Kartoffeln
- 4 Lauchzwiebeln
- 3 Paprikaschoten - grün, gelb, rot
- 1 Karotte
- 1 Zucchini
- 4 EL Sonnenblumenöl
- 150 ml Mandelmilch
- Korianderblättchen
- Meersalz, Pfeffer

Zubereitung:

1. *Die Kartoffeln schälen und etwa 2 cm groß würfeln. Die Lauchzwiebeln in 2 cm große Stücke schneiden. Die Paprika halbieren und grob würfeln. Die Karotte schälen und in dünne Scheiben schneiden. Jetzt die Zucchini längs halbieren und in Scheiben schneiden.*
2. *In einer Pfanne etwas Öl erhitzen und das Gemüse portionsweise anbraten. Dann alles zusammen in die Pfanne geben, die Milch dazugießen und aufkochen lassen. Nun zugedeckt etwa 20-25 Minuten unter Rühren garen. Die Pfanne mit Koriander verfeinern, nochmals abschmecken und servieren.*

Weiße Bohnen-Risotto

Nährwerte für 1 Portion:

500 Kalorien | Kohlenhydrate 45g/BE 3,7 | Fette 22g | Eiweiß 27g

Zubereitungszeit: 70 Minuten

Zutaten für 4 Portionen:

- 400 g weiße Bohnen
- 5 Knoblauchzehen
- Meersalz, Pfeffer, Cayennepfeffer
- 4 EL Olivenöl
- 2 EL Weidebutter
- 200 g Risotto-Reis
- 500 ml Brühe
- 3 Zwiebeln
- 5 Tomaten
- 2 TL gehackter Thymian
- 50 g geriebener Parmesan

Zubereitung:

1. *Die Bohnen über Nacht einweichen und am nächsten Tag abgießen. Den Knoblauch schälen, 3 Zehen halbieren, die anderen zerdrücken.*
2. *In einem Topf mit reichlich Salzwasser die Bohnen und halbierten Knoblauch etwa 35-40 Minuten bei mittlerer Hitze garen, danach abgießen und gut abtropfen lassen.*
3. *In dem Topf nun 2 EL Öl und 1 EL Butter erhitzen und den Reis darin glasig andünsten. Etwa 250 ml Brühe angießen, aufkochen lassen und bei geringer Hitze etwa 20 Minuten unter Rühren garen lassen.*

Zwischendurch die übrige Brühe angießen. Das fertige Risotto warm stellen.

4. *Inzwischen die Zwiebeln schälen und achteln. Die Tomaten oben kreuzweise einschneiden, dann mit heißem Wasser übergießen und häuten. Dann in Würfel schneiden.*
5. *In einer Pfanne die restliche Butter und Öl erhitzen und die zerdrückten Knoblauchzehen und die Zwiebeln zugeben und andünsten. Mit den Gewürzen abschmecken. Dann die Tomaten, Thymian und Bohnen zufügen und ein paar Minuten garen.*
6. *Das Risotto und Bohnengemüse anrichten und mit Parmesan bestreut servieren.*

Gefüllte Grilltomaten

Nährwerte für 1 Portion:

481 Kalorien | Kohlenhydrate 16g/ BE 1,4 | Fette 35g | Eiweiß 22g

Zubereitungszeit: 30 Minuten

Zutaten für 2 Portionen:

- 4 große Fleischtomaten
- 1 Zweig Rosmarin
- 1 Zweig Thymian
- 200 g Feta-Käse
- 2 EL Olivenöl
- Meersalz
- Pfeffer

Zubereitung:

1. *Den Backofengrill vorheizen.*
2. *Die Tomaten gut waschen und die Deckel abschneiden. Das Innere mit einem Löffel herauslösen. Dann die Tomaten auf dem Kopf auf Küchenkrepp abtropfen lassen.*
3. *Die Kräuter waschen und trockenschleudern. Die Blätter und Nadeln abzupfen und sehr fein hacken. Den Feta zerbröseln und in einer Schüssel mit den Kräutern und dem Öl vermischen, dann salzen und pfeffern. Die Mischung in die Tomaten verteilen und die Deckel aufsetzen.*
4. *Vier Stück Alufolie mit etwas Öl einstreichen und die Tomaten einwickeln. Bei starker Hitze etwa 10-12 Minuten grillen.*
5. *Die Tomaten danach auswickeln und vor dem Servieren etwas auskühlen lassen.*

Kartoffel in einer Salzkruste

Nährwerte für 1 Portion:

436 Kalorien | Kohlenhydrate 42g/BE 3,5 | Fette 20g | Eiweiß 19g

Zubereitungszeit: 40 Minuten

Zutaten für 4 Portionen:

- 600 g kleine Kartoffel
- 150 g grobes Meersalz
- 600 g grüne Bohnen
- Salz, Pfeffer
- 2 EL Kürbiskerne
- 250 g Quark
- 150 g saure Sahne
- 2 EL Schnittlauchröllchen
- 3 EL Olivenöl
- 200 g Cherrytomaten
- Bohnenkrautblättchen

Zubereitung:

1. *Die Kartoffel waschen und mit dem Meersalz in einem Topf mit Wasser begießen, dass die Kartoffeln gerade bedeckt sind. Dann 20-25 Minuten garen. Die Bohnen in einem anderen Topf etwa 15 Minuten garkochen.*
2. *Die Kürbiskerne in einer Pfanne ohne Fett rösten, dann grob hacken. Den Quark mit Sahne, Kürbiskernen und Schnittlauch verrühren, mit Salz und Pfeffer würzen.*

3. *In einem Topf das Öl erhitzen und die Tomaten darin andünsten. Die Bohnen zufügen, kurz erhitzen und mit Bohnenkraut, Salz und Pfeffer abschmecken.*
4. *Die Kartoffel abgießen und ausdampfen lassen, bis sie eine Salzkruste haben. Dann mit den Bohnen und dem Quark anrichten.*

Sizilianische Gemüsepfanne

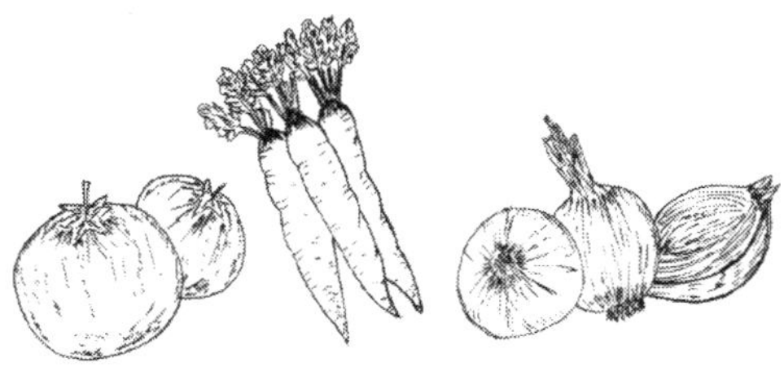

Nährwerte für 1 Portion:

377 Kalorien | Kohlenhydrate 39g/BE 3,3 | Fette 18g | Eiweiß 12g

Zubereitungszeit: 55 Minuten

Zutaten für 4 Portionen:

- 400 g festkochende Kartoffeln
- Meersalz, Pfeffer
- 500 g Brokkoli
- 500 g frische Champignons
- 2 Zwiebeln
- 3 Knoblauchzehen
- 2 EL natives Olivenöl
- 1 Gl. Tomatensoße
- 1 kleines Glas Mini-Maiskolben
- 1 kleines Glas schwarze Oliven
- 100 g eingelegte Peperoni
- 1 Bund Basilikum
- 200 g körniger Frischkäse

Zubereitung:

1. *Die Kartoffeln schälen, würfeln und in Salzwasser etwa 10-15 Minuten garen. Den Brokkoli in kleine Röschen zerteilen und etwa 5 Minuten vor Ende der Garzeit zu den Kartoffeln geben.*
2. *Die Pilze vierteln. Die Zwiebel und den Knoblauch schälen. Die Zwiebel würfeln und den Knoblauch zerdrücken.*
3. *In einer großen Pfanne das Öl erhitzen und Pilze, Zwiebeln und Knoblauch etwa 5 Minuten antraten. Die Kartoffeln und den Brokkoli zugeben und mitdünsten. Dann die Tomatensoße einrühren. Den Mais und die Oliven abtropfen lassen und auch untermischen.*
4. *Die Peperoni in feine Ringe schneiden und untermischen. Alles salzen und pfeffern.*
5. *Das Basilikum fein hacken und mit dem Frischkäse verrühren.*
6. *Die Gemüsepfanne anrichten und mit dem Frischkäse toppen.*

Wildkraut Omelette

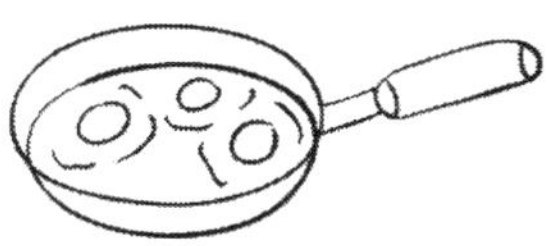

Nährwerte für 1 Portion:

374 Kalorien | Kohlenhydrate 40g/ BE 3,3 | Fette 13g | Eiweiß 22g

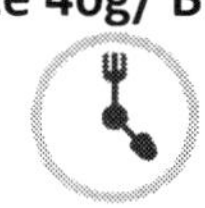

Zubereitungszeit: 20 Minuten

Zutaten für 2 Portionen:

- 2 Eier
- 50g Wildkräuter
- 150g Pilze (Bei mir waren es Kräuterseitlinge)
- 100g Naturjoghurt
- 40ml Mandelmilch, Reismilch oder Kuhmilch
- 100g Dinkelvollkornmehl
- 2-3 Knoblauchzehen
- Mittelgroße Zwiebel
- 10ml Öl zum Braten

- Prise Salz
- 20ml Wasser

Zubereitung:

1. *Wildkräuter in der Natur suchen und pflücken, anschließend waschen, schneiden und mit Eier, Mehl, Milch, Wasser und einer Prise Salz verrühren.*
2. *Anschließend das Omelette in einer Pfanne und mit der Hälfte des Öls goldbraun anbraten.*
3. *Champignons, Knoblauch und Zwiebel schneiden und in einer zweiten Pfanne mit dem restlichen Öl glasig braten.*
4. *Omelette wenden und nochmal goldbraun anbraten.*
5. *Alles auf einem Teller anrichten.*
6. *Zum Schluss das Joghurt über die gute Speise.*

Vogelnest Pfanne

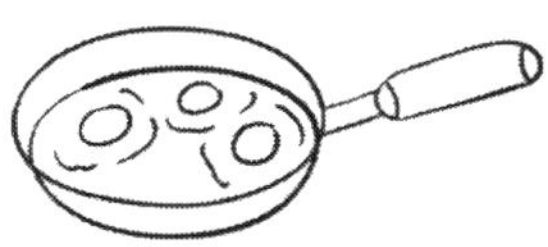

Nährwerte für 1 Portion:

301 Kalorien | Kohlenhydrate 12g/ BE 1 | Fette 17g | Eiweiß 23g

Zubereitungszeit: 10 Minuten

Zutaten für 1 Portionen:

- 2-Eier
- 150g Tomaten
- 300g Zucchini
- 5g Butter
- Salz, Pfeffer und sonstige Gewürze

Zubereitung:

1. Zucchini in Spiralen schneiden und in Butter glasig braten. Am besten Sie verwenden dafür eine gute Eisenpfanne.

2. Mit den Zucchini Spiralen Vogelnester bauen und die Eier reingeben.
3. Glasdeckel darauf, bis die Eier fertig sind.
4. Tomaten dazu geben und würzen.

Gemüse-Nudel-Pfanne

VEGAN

Nährwerte für 1 Portion:

623 Kalorien | Kohlenhydrate 82g/BE 6,8 | Fette 19g | Eiweiß 27g

Zubereitungszeit: 30 Minuten

Zutaten für 4 Portionen:

- 20 g Sesam
- 200 g Soja-Creme
- 1 Bio-Zitrone
- 4 EL gemischte gehackte Kräuter
- Meersalz, Pfeffer
- 400 g eifreie Nudeln nach Wahl
- 2 Karotten
- 2 Zucchini
- ½ l Gemüsebrühe
- 350 g Räucher-Tofu
- 2 EL Rapsöl

Zubereitung:

1. *In einer Pfanne ohne Fett den Sesam rösten. Die Zitrone heiß abspülen und die Schale fein abreiben, den Saft auspressen.*
2. *Die Sojacreme mit Zitronensaft, Zitronenabrieb und Kräutern verrühren, dann salzen und pfeffern.*
3. *Die Nudeln in reichlich Salzwasser 8-10 Minuten garen. Die Karotten schälen und mit den Zucchini in Streifen schneiden. Die Brühe aufkochen und Karotten und Zucchini darin etwa 3-4 Minuten garen.*

4. *Den Tofu würfeln und in der Pfanne mit dem Öl rundherum anbraten. Dann aus der Pfanne nehmen und zur Seite stellen. Im Bratfett nun das Gemüse und die Nudeln andünsten. Den Tofu untermischen, erhitzen und mit Pfeffer und Salz abschmecken.*
5. *Die gemüse-Nudel-Pfanne mit der Soße anrichten und mit Sesam bestreut servieren.*

Linsenbällchen mit Salat und Dip

Nährwerte für 1 Portion:

451 Kalorien | Kohlenhydrate 79g/BE 6,5 | Fette 4g | Eiweiß 22g

Zubereitungszeit: 60 Minuten

Zutaten für 4 Portionen:

- 1 rote Zwiebel
- 1 rote Chilischote
- 150 g rote Linsen
- 200 g Bulgur
- 650 ml Gemüsebrühe
- 2 EL Speisestärke
- 2 EL Paprikamark
- Meersalz
- Gemahlenen Kardamom und Kreuzkümmel
- 2 Bund glatte Petersilie
- 2 Fleischtomaten
- 1 Gemüsezwiebel
- 300 g Joghurt
- 1 Knoblauchzehe

Zubereitung:

1. *Die Zwiebel schälen und fein hacken. Die Chili längs halbieren, entkernen und in feine Streifen schneiden. In zwei Töpfen die Linsen und Bulgur mit Brühe zubereiten, danach gut abtropfen lassen.*
2. *Nun Zwiebel, Chili, Linden, Bulgur, Stärke und Paprikamark verrühren und mit Kardamom, Kreuzkümmel und Salz würzen. Die Mischung etwa 15 Minuten in den Kühlschrank stellen. Dann aus der Masse kleine Bällchen formen.*
3. *Die Petersilie waschen und die Blättchen abzupfen. Die Tomaten vom Stielansatz befreien und würfeln. Die Zwiebel schälen und in feine Streifen schneiden.*
4. *Den Knoblauch schälen, zerdrücken und mit Joghurt verrühren. Dann würzen.*
5. *Die Tomaten, Zwiebeln und Petersilie auf einer Platte verteilen, die Bällchen darauf anrichten und den Joghurt-Dip dazu servieren.*

Ofenspargel mit Vinaigrette

VEGAN

Nährwerte für 1 Portion:

554 Kalorien | Kohlenhydrate 48g/BE 4 | Fette 31g | Eiweiß 17g

Zubereitungszeit: 45 Minuten

Zutaten für 2 Portionen:

- 1 kg grüner Spargel
- 3 EL Olivenöl
- Meersalz, Pfeffer
- 4 Tomaten
- 2 Schalotten
- 150 ml Gemüsebrühe
- 1 EL heller Soßenbinder

- 2 EL Balsamico
- 1 TL mittelscharfer Senf (vegan)
- 1 EL frische gemischte Kräuter
- 40 g Pinienkerne
- 100 g Vollkorn-Baguette

Zubereitung:

1. *Den Backofen auf 200°C vorheizen.*
2. *Den Spargel putzen und das untere Drittel schälen. Dann den Spargel auf 2 großen Stücken Alufolie verteilen, mit 1 EL Öl beträufeln und mit Pfeffer und Salz würzen. Die Folien verschließen und im Ofen etwa 20-30 Minuten garen.*
3. *Inzwischen die Tomaten oben kreuzweise einritzen und mit kochendem Wasser übergießen. Dann häuten und entkernen. Die Schalotten schälen und in feine Würfel schneiden. Die Würfel im übrigen Öl andünsten. Die Brühe angießen, den Soßenbinder einrühren und alles kurz aufkochen.*
4. *Nun die Tomaten zugeben und mit Balsamico, Senf, Kräutern, Salz und Pfeffer abschmecken. Die Pinienkerne fettfrei goldbraun rösten.*
5. *Den Spargel auf Teller verteilen, mit der Vinaigrette übergießen und mit Pinienkernen bestreuen. Dazu Baguette servieren.*

Wirsing-Pfanne

VEGAN

Nährwerte für 1 Portion:

434 Kalorien | Kohlenhydrate 55g/BE 4,5 | Fette 14g | Eiweiß 19g

Zubereitungszeit: 30 Minuten

Zutaten für 4 Portionen:

- 1 kleiner Wirsingkohl
- 200 g Zartweizen
- 700 ml Gemüsebrühe
- 1 rote Paprika
- 1 rote Chilischote
- 2 cm frischer Ingwer
- 200 g TK-Erbsen
- 60 g Cashewkerne
- 2 EL Olivenöl
- Meersalz, Pfeffer

Zubereitung:

1. *Den Kohl waschen und in Streifen schneiden. Das Weizen in 500 ml Brühe nach Packungsanleitung zubereiten, danach in einem Sieb abtropfen lassen.*
2. *Die Paprika halbieren und würfeln. Die Chilischote längs halbieren, entkernen und in feine Streifen schneiden. Den Ingwer schälen und fein hacken.*
3. *Die Kerne in einer fettfreien Pfanne anrösten, dann herausnehmen und zur Seite stellen. Nun Öl in der Pfanne erhitzen, Wirsing und Paprika hineingeben und andünsten. Die Chili, Erbsen und Ingwer zugeben und die übrige Brühe angießen. Dann zugedeckt etwa 5-10 Minuten garen lassen.*

4. *Das Gericht mit Salz und Pfeffer abschmecken und servieren.*

Krautwickel mit Feta

Nährwerte für 1 Portion:

305 Kalorien | Kohlenhydrate 12g/ BE 1 | Fette 21g | Eiweiß 15g

Zubereitungszeit: 35 Minuten

Zutaten für 4 Portionen:

- ½ Weißkohl
- 1 gehackte Zwiebel
- 200 g Feta
- 100 g getrocknete Tomaten in Öl
- 2 EL gemahlene Mandeln
- 2 mittelgroße mehlig kochende Kartoffeln
- 1 EL Tomatenmark
- ½ TL Kümmel
- 3 EL kaltgepresstes Olivenöl
- ¾ Liter selbstgemachte Gemüsebrühe
- Pfeffer und Salz
- Paprika und Chilipulver

Zubereitung:

1. 8 große Blätter vom Weißkohl ablösen, vom Rest ca. 100 g in Streifen schneiden. Die großen Blätter in kochendem Salzwasser blanchieren, dann abschrecken.
2. Feta würfeln, Zwiebeln würfeln. Tomaten in einem Sieb abtropfen, dann in Streifen schneiden. In einer Pfanne mit 1 EL Öl die Hälfte der Zwiebeln und die Kohlstreifen glasig dünsten, danach abkühlen lassen. Dann Tomaten, Käse und Nüsse untermischen, dabei etwas vom

Tomatenöl zugeben. Mit Salz und Pfeffer und wer mag, mit Paprika und Chili würzen.

3. Kohlblätter trocken tupfen, etwas pfeffern und salzen. Immer 2 Blätter am Rand übereinander legen, darauf die Füllung verteilen. Seitlich einschlagen und aufrollen. Mit Zwirn oder Rouladennadeln zusammenhalten.
4. Im restlichen Öl die Krautwickel kräftig anbraten, die übrigen Zwiebeln und Tomatenmark dazugeben und alles mit Brühe ablöschen und nach Geschmack noch Kümmel hinzufügen.
5. Topf abdecken, etwa 35 Minuten bei schwacher Hitze schmoren. Vor dem Servieren die Sauce nochmal abschmecken und dann pürieren.

Pasta mit veganem Pesto

VEGAN

Nährwerte für 1 Portion:

513 Kalorien | Kohlenhydrate 52g/BE 4,5 | Fette 26g | Eiweiß 14g

Zubereitungszeit: 30 Minuten

Zutaten für 4 Portionen:

- 1 mittelgroße Kartoffel
- 2 Bund Basilikum
- 2 Knoblauchzehen
- 75 g Pinienkerne
- 1 TL grobes Meersalz
- 6 EL natives Olivenöl
- 250 g Vollkorn-Bandnudeln ohne Ei
- Meersalz, bunter Pfeffer
- 2 Zwiebeln
- 1 kleine Zucchini
- 200 g Cherrytomaten

Zubereitung:

1. *Die Kartoffel in Salzwasser garen und danach pellen. Dann mit einer Gabel zerdrücken. Das Basilikum waschen. Den Knoblauch schälen und zerdrücken.*
2. *Nun Knoblauch, Basilikum, Pinienkerne und das grobe Meersalz im Mixer fein pürieren, dabei 5 EL Öl unterrühren und die Kartoffel untermischen.*
3. *Die Nudeln nach Packungsanweisung in Salzwasser garen.*
4. *Die Zwiebeln schälen und in feine Ringe schneiden. Die Zucchini in Scheiben schneiden. Dann beides in der Pfanne mit dem übrigen Öl anbraten. Die Tomaten halbieren, kurz mitbraten und mit Salz und Pfeffer würzen.*
5. *Die Nudeln abgießen, mit dem Pesto vermengen und mit dem Gemüse servieren.*

Penne mit Mozzarella und Auberginen

Nährwerte für 1 Portion:

554 Kalorien | Kohlenhydrate 59g/ BE 5 | Fette 23g | Eiweiß 24g

Zubereitungszeit: 30 Minuten

Zutaten für 2 Portionen:

- 300 g Aubergine
- Meersalz
- 1 rote Zwiebel
- 1 Knoblauchzehe
- 1 rote Chilischote
- 2 Tomaten
- 150 g Vollkorn Penne
- 2 EL Olivenöl
- 2 TL Tomatenmark
- 120 ml Gemüsebrühe
- Pfeffer aus der Mühle
- 125 g Mozzarella
- 2 Stiele Basilikum

Zubereitung:

1. *Die Aubergine waschen und in 1 cm große Würfel schneiden. Mit Salz bestreut ca. 10 Minuten ziehen lassen.*
2. *In der Zwischenzeit die Zwiebel und Knoblauchzehe schälen und fein würfeln. Die Chili der Länge nach halbieren, entkernen und klein würfeln. Die Tomaten waschen, die Stielansätze herausschneiden, das Fruchtfleisch in Würfel schneiden. Das Basilikum waschen, trocknen und die Blätter zupfen. Den Mozzarella in grobe Stücke teilen.*

3. *Die Nudeln nach Packungsanleitung in Salzwasser bissfest kochen, dann in einem Sieb abtropfen lassen.*
4. *In einer großen Pfanne das Öl erhitzen und unter Rühren die Auberginen etwa 3 Minuten bei großer Hitze andünsten. Die Zwiebeln, Knoblauch und Chili zugeben und etwa 2 Minuten mitdünsten. Das Tomatenmark und die Tomaten zufügen und die Brühe dazugießen. Alles würzen und mit Deckel etwa 5-10 Minuten bei mittlerer Hitze köcheln lassen.*
5. *Die Penne mit dem Auberginenragout anrichten und mit Basilikum und Mozzarella bestreuen.*

Selbstgemachte Gnocchi

Nährwerte für 1 Portion:

324 Kalorien | Kohlenhydrate 50g/ BE 4 | Fette 7,5g | Eiweiß 12g

Zubereitungszeit: 60 Minuten

Zutaten für 2 Portionen:

- 75g Dinkelvollkornmehl
- 250g Kartoffel
- 1 Eidotter
- 150g Rotkraut
- 7g Butter
- etwas Muskatnuss
- Salz und Pfeffer

Zubereitung:

1. *Kartoffel kochen und abkühlen lassen. Anschließend mit den Händen zu Brei kneten.*
2. *Mehl, Ei, geriebene Muskatnuss, Salz und Pfeffer dazu.*
3. *Kneten bis ein schöner Teig entsteht. Wenn nötig noch etwas Mehl dazu geben.*
4. *Aus diesem Teig formt man alles Würste in der Form eines Frankfurters.*
5. *Circa 3 cm große Stücke abschneiden und mit einer Gabel etwas flach drücken.*
6. *Alle Gnocchi in kochendem Salzwasser geben, bis sie oben schwimmen und danach noch 3 Minuten ziehen lassen.*
7. *Aus dem Topf nehmen und abtropfen.*
8. *In einer Eisenpfanne und Butter schwenken.*
9. *Mit Rotkraut auf einem Teller anrichten.*

Hauptgerichte Fisch / Fleisch

Besonders bei den folgenden Gerichten sollten Sie auf die Qualität achten und Bio-Lebensmittel bevorzugen. Das tut nicht nur der Umwelt und den Tieren gut, sondern auch Ihren Körper.

Lachs mit Frucht-Couscous

Nährwerte für 1 Portion:

660 Kalorien | Kohlenhydrate 46/BE 3,8g | Fette 33g | Eiweiß 40g

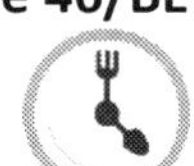

Zubereitungszeit: 50 Minuten

Zutaten für 4 Portionen:

- 200 g Couscous
- 1 Salatgurke
- 200 g Cherrytomaten
- 1 gelbe Paprika
- 150 g Joghurt
- 1 Bio-Limette
- 1 TL flüssiger Honig
- 1 TL mittelscharfer Senf
- Meersalz, Pfeffer
- 4 Lachsfilets a' 175 g
- 2 EL Zitronensaft
- 2 EL weiche Weidebutter
- Bunter geschroteter Pfeffer
- 500 g frische Erdbeeren

Zubereitung:

1. *Den Couscous nach Packungsanleitung zubereiten. Den Backofen auf 180°C vorheizen.*
2. *Die Gurke schälen, längs halbieren, entkernen und in dünne Scheiben schneiden. Die Tomaten vierteln. Die Paprika halbieren und würfeln. Die Limette heiß abwaschen, die Schale fein abreiben und den Saft auspressen.*
3. *Den Joghurt mit Limettenabrieb, Limettensaft, Honig und Senf verrühren, dann salzen und pfeffern. Das Dressing mit Couscous, Gurke, Tomaten und Paprika vermengen und etwas ziehen lassen.*
4. *Den Fisch waschen, trockentupfen, dann mit Zitronensaft beträufeln und salzen. Die Butter mit Pfeffer verrühren und salzen. Dann in einer Pfanne erhitzen und den Fisch beidseitig anbraten. Aus der Pfanne nehmen und in eine Auflaufform geben.*
5. *Im Ofen nun 15-20 Minuten garen.*
6. *Inzwischen die Erdbeeren waschen und die Hälfte in Scheiben schneiden. Die restlichen Erdbeeren vierteln und unter den Salat mischen. Die Erdbeerscheiben in das Bratfett vom Fisch geben und kurz anbraten.*
7. *Den Lachs auf einen Teller geben, mit den Erdbeerscheiben garnieren und mit dem Couscous servieren.*

Seelachs mit Gemüsekruste

Nährwerte für 1 Portion:

420 Kalorien | Kohlenhydrate 11/BE 1g | Fette 24g | Eiweiß 37g

Zubereitungszeit: 50 Minuten

Zutaten für 4 Portionen:

- 4 Seelachsfilets a' 150 g
- Zitronensaft
- Meersalz, Pfeffer
- 2 EL Mehl
- 4 EL Olivenöl
- 200 g Schafskäse
- 1 kleine Paprika
- 1 kleine Zucchini
- 2 getrocknete Tomaten
- 1 Knoblauchzehe
- 2 EL Paniermehl
- 1 EL Tomatenmark
- 5-6 Thymian- und Basilikumblättchen

Zubereitung:

1. *Den Fisch mit Zitronensaft beträufeln, salzen und in Mehl wenden. In einer Pfanne mit 2 EL Öl, dann beidseitig anbraten. Danach herausnehmen und nebeneinander in einer Auflaufform verteilen.*
2. *Den Backofen auf 180°C vorheizen.*
3. *Den Käse fein zerbröckeln. Die Paprika halbieren und mit Zucchini und Tomaten klein würfeln. Den Knoblauch schälen und zerdrücken. Dann alles in das Bratfett geben und andünsten.*

4. *Nun das Gemüse und den Käse mit Paniermehl, Tomatenmark und den Kräutern vermengen und mit Pfeffer und Salz würzen. Die Mischung über dem Fisch verteilen.*
5. *Den Fisch und das Gemüse nun im Ofen 15-20 Minuten garen lassen.*

Barsch-Zucchini-Päckchen mit Püree

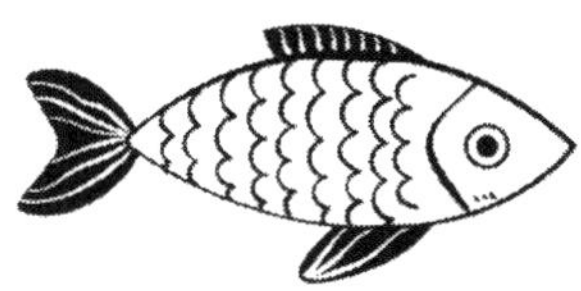

Nährwerte für 1 Portion:

557 Kalorien | Kohlenhydrate 32g/BE 2,6 | Fette 26g | Eiweiß 45g

Zubereitungszeit: 40 Minuten

Zutaten für 4 Portionen:

- 800 g mehlig kochende Kartoffeln
- Meersalz, Pfeffer
- 2 kleine Zucchini
- 1 Bund junge Möhren
- 80 g Weidebutter
- 45 ml Mineralwasser
- 800 g Viktoriabarsch
- 1 EL Zitronensaft
- 1 TL gehackter Thymian
- 120 ml heiße Milch

Zubereitung:

1. *Die Kartoffeln schälen, vierteln und dann in Salzwasser etwa 20 Minuten garen. Die Zucchini mit dem Sparschäler längs in Scheiben schneiden. Die Scheiben etwa 1-2 Minuten in Salzwasser blanchieren. Die Möhren schälen und längs halbieren.*

2. *Nun in einem Topf 1 EL Butter erhitzen und die Möhren darin anbraten. Etwas bräunen lassen, dann salzen und pfeffern. Das Wasser angießen und alles etwa 10 Minuten dünsten.*
3. *Den Fisch in Stücke schneiden und mit Zitronensaft beträufeln. Dann mit Salz und Pfeffer gut würzen. Nun die Fischstücke mit Zucchinischeiben umwickeln und mit Zahnstochern fixieren. Im übrigen Öl etwa 4-6 Minuten pro Seite braten.*
4. *Jetzt die restliche Butter in einem Topf erhitzen. Die Kartoffeln zerstampfen und mit der Milch verrühren, dann die Butter unterrühren und das Püree mit Salz würzen.*
5. *Die Fischpäckchen mit dem Püree und den Möhren servieren.*

Wels mit Kartoffeln auf Lauch

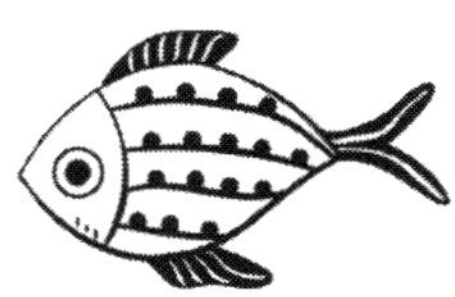

Nährwerte für 1 Portion:

561 Kalorien | Kohlenhydrate 28g/BE 2,3 | Fette 33g | Eiweiß 34g

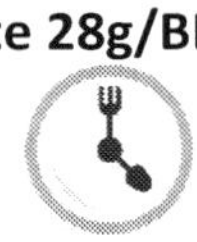

Zubereitungszeit: 45 Minuten

Zutaten für 4 Portionen:

- 800 g Porree
- 3 EL Rapsöl
- 120 ml Gemüsebrühe
- 4 Kartoffeln
- Meersalz, Pfeffer
- 2 TL Speisestärke
- 2 Eigelb
- 4 Wels-Filets a' etwa 175 g
- 2 TL Zitronensaft
- 2 EL Mehl

- 3 CL Creme fraiche
- 2 Prisen Muskatnuss

Zubereitung:

1. *Den Porree waschen und in breite Ringe schneiden. Dann in einem Topf mit 1 EL Öl etwa 2-3 Minuten dünsten. Die Brühe angießen, aufkochen lassen und zugedeckt 10-15 Minuten garen.*
2. *Inzwischen die Kartoffeln schälen, grob reiben, dann salzen und pfeffern. Mit der Stärke und dem Eigelb verrühren.*
3. *Den Fisch salzen, mit Zitronensaft beträufeln und mit Mehl bestäuben. Den Fisch nun beidseitig mit der Kartoffelmasse bedecken und im übrigen Öl etwa 5-8 Minuten beidseitig braten.*
4. *Den Porree mit Creme fraiche verfeinern, mit Salz, Pfeffer und Muskat würzen und mit den Fisch servieren.*

Spinat-Lachs-Rolle

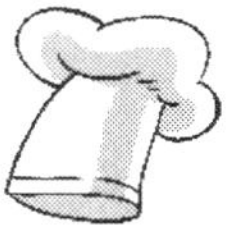

Nährwerte für 1 Portion:

300 Kalorien | Kohlenhydrate 3g/BE 0,3 | Fette 20g | Eiweiß 25g

Zubereitungszeit: 35 Minuten

Zutaten für 1 Rolle:

- 125 g TK-Spinat
- 4 Eier
- 50 g geriebener Emmentaler
- 250 g Räucherlachs
- 200 g Kräuterfrischkäse
- Meersalz, Pfeffer
- Zitronensaft
- Geriebener Parmesan

Zubereitung:

1. *Den Spinat auftauen lassen und dann gut ausdrücken.*
2. *Die Eier schaumig schlagen und mit Spinat, Salz, Pfeffer und Emmentaler vermischen.*
3. *Den Backofen auf 200°C vorheizen. Ein Backblech mit Backpapier belegen.*
4. *Den Parmesan auf dem Blech verteilen und darauf die Spinatmasse verteilen. Nun etwa 10 Minuten backen. Dann erkalten lassen und umdrehen.*
5. *Die Masse mit dem Frischkäse bestreichen, den Lachs darauf verteilen. Nun mit Zitronensaft beträufeln und zu einer Rolle fest aufrollen. Dann in Frischhaltefolie wickeln und 6-8 Stunden im Kühlschrank kühlen.*
6. *Zum Servieren in beliebig große Scheiben teilen.*

Garnelen-Pfanne mit Pesto

Nährwerte für 1 Portion:

350 Kalorien | Kohlenhydrate 12g/BE 1 | Fette 22g | Eiweiß 23g

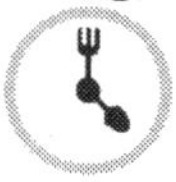

Zubereitungszeit: 40 Minuten

Zutaten für 4 Portionen:

- 1 rote Chilischote
- 40 g Salzmandeln
- 40 g geriebener Parmesan
- 5 EL Olivenöl
- Etwas Basilikum
- 1 TL Zitronensaft
- Meersalz, Pfeffer
- 200 g Riesengarnelen – küchenfertig
- 500 g Brokkoli
- 500 g Brechbohnen
- 80 g Grillpaprika – Glas
- 200 ml Gemüsebrühe

Zubereitung:

1. *Die Chili längs halbieren, entkernen und in Stücke schneiden. Dann mit den Mandeln, Parmesan, 4 EL Öl und Basilikum fein pürieren. Das Püree mit Zitronensaft, Salz und Pfeffer würzen.*
2. *Die Garnelen in einer Pfanne im übrigen Öl anbraten, dann herausnehmen und zur Seite stellen. Den Brokkoli in Röschen zerteilen. Die Bohnen mundgerecht schneiden. Die Paprika in feine Streifen schneiden.*

3. *Im Bratfett nun den Brokkoli und die Bohnen andünsten. Die Brühe angießen, kurz aufkochen, dann etwa 10-15 Minuten garen. Die Paprika und Garnelen dazugeben und kurz erhitzen.*
4. *Den Pfanneninhalt mit dem Pesto abschmecken und servieren.*

Vollkorn-Avocado-Pizza

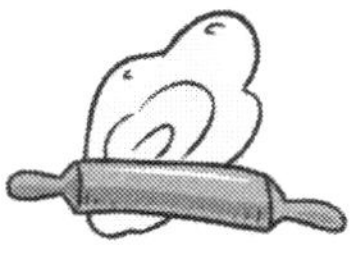

Nährwerte für 1 Portion:

700 Kalorien | Kohlenhydrate 73g/ BE 6 | Fette 30g | Eiweiß 32g

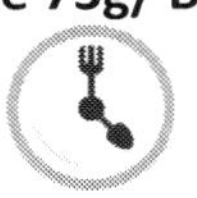

Zubereitungszeit: 45 Minuten

Zutaten für 2 Portionen:

- 100g Vollkorndinkelmehl
- 100g Vollkornweizenmehl
- 1/2 Ei
- 15g Hefe
- 1/2 TL natürliches Salz
- 1 1/2 EL Olivenöl
- Avocado (2 Stück)
- Garnelen 225g
- Tomaten 300g
- Große Zwiebel
- ca. 100ml Wasser (kommt auf das verwendete Mehl an)

Zubereitung:

1. Hefe in 100ml Wasser auflösen.
2. Jetzt 100g Mehl dazugeben und verrühren.
3. Nun ca. 10 Minuten an einem warmen Ort stehen lassen.

4. Anschließend Salz, Öl, Ei und weitere 100g Mehl dazugeben und alles miteinander verrühren.
5. Eventuell nochmal mit etwas Wasser oder Mehl abstimmen. Soll ein klumpen-freier Teig sein.
6. Nun abdecken und an einem warmen Ort ca. 60-90 Minuten gehen lassen, bis das Volumen des Teigs sich etwa verdoppelt hat.
7. Nun ab in den Backofen bei 200°C 25min
8. Zum Schluss mit Avocado bestreichen und Tomaten, Zwiebel und Garnelen belegen
9. Somit behalten Avocado, Tomaten und Zwiebeln die vollen Nährstoffe, da sie nicht erhitzt werden!

Asiatisches Omelett

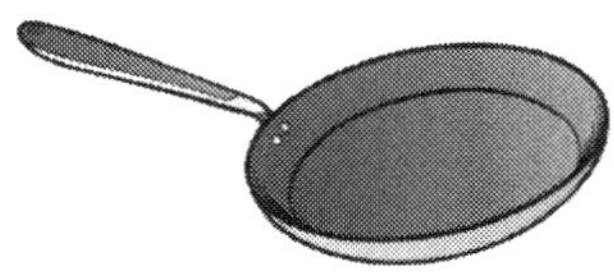

Nährwerte für 1 Portion:

299 Kalorien | Kohlenhydrate 5g/ BE 0,4 | Fette 19g | Eiweiß 25g

Zubereitungszeit: 30 Minuten

Zutaten für 2 Portionen:

- 3 Eier
- 1 ½ EL Sojasoße
- 100 g vorgegarte TK-Tiefseegarnelen
- 2 Frühlingszwiebeln
- 80 g Mungobohnen-Sprossen
- 1 Msp. Chiliflocken
- 2 EL Chilisoße
- 1 EL Sojaöl

Zubereitung:

1. *In einer Schale die Eier und die Sojasoße verrühren. Die Garnelen in einem Sieb unter laufendem heißen Wasser antauen lassen, dann trocknen und grob hacken. Die Frühlingszwiebeln waschen und in dünne Ringe schneiden. Die Sprossen waschen und abtropfen lassen.*
2. *Unter die Eimasse jetzt Garnelen, Frühlingszwiebeln und die Sprossen rühren und mit Chiliflocken würzen.*
3. *In einer Pfanne das Öl erhitzen und die Eimasse etwa 6-8 Minuten bei mittlerer Hitze stocken lassen. Dann wenden und weitere 2 Minuten braten.*
4. *Das Omelett in grobe Stücke teilen und mit Chilisoße und Sojasoße servieren.*

Fischspieß mit Bohnengemüse

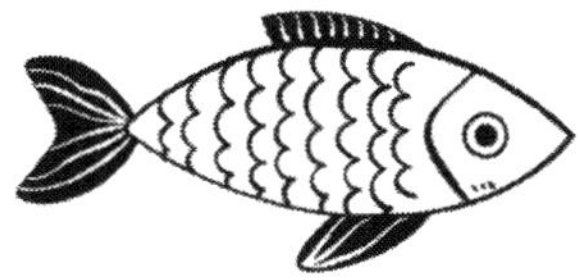

Nährwerte für 1 Portion:

436 Kalorien | Kohlenhydrate 11g/BE 1 | Fette 27g | Eiweiß 34g

Zubereitungszeit: 75 Minuten

Zutaten für 4 Portionen:

- 500 g Rotbarsch
- 50 ml Weißwein
- 2 EL Olivenöl
- 2 TL Paprikamark
- 2 EL Zitronensaft
- Meersalz, Pfeffer
- 1 EL gehacktes Basilikum
- 1 kg grüne Bohnen
- 2 rote Zwiebeln
- 4 EL Rapsöl
- 1 EL Balsamico
- 1/8 l Gemüsebrühe
- 100 g Schafskäse
- Bohnenkraut

Zubereitung:

1. *Den Fisch würfeln. Aus Wein, Olivenöl, Paprikamark und 1 EL Zitronensaft eine Marinade rühren und mit Salz, Pfeffer und Basilikum würzen. Den Fisch darin etwa 30-40 Minuten marinieren.*
2. *Inzwischen die Bohnen etwa 20 Minuten in Salzwasser garen, danach abtropfen lassen. Die Zwiebeln schälen, in Streifen schneiden und in einer Pfanne im Öl dünsten. Die Bohnen zugeben und kurz mitdünsten.*

Den Balsamico, die Brühe und den übrigen Zitronensaft zufügen und alles mit Bohnenkraut, Salz und Pfeffer abschmecken. Den Käse zerbröckeln und unter das Gemüse heben.

3. *Den Fisch auf Spieße stecken und im Backofen bei 200°C etwa 10 Minuten auf mittlerer Schiene garen lassen. Dann mit dem Bohnengemüse servieren.*

Fisch-Ragout

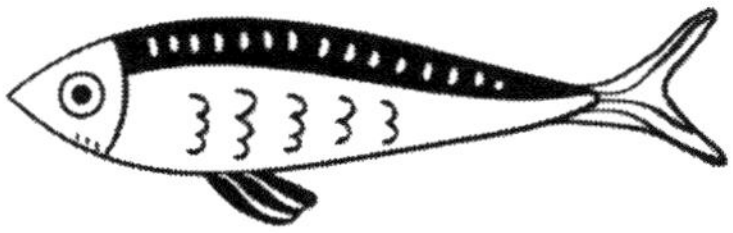

Nährwerte für 1 Portion:

602 Kalorien | Kohlenhydrate 52g/BE 4,5 | Fette 26g | Eiweiß 36g

Zubereitungszeit: 50 Minuten

Zutaten für 4 Portionen:

- 4 Tomaten
- 200 ml Sahne
- 300 ml Brühe
- 4 cl Wermut
- 200 g TK-Erbsen
- 2 EL heller Soßenbinder
- 2 TL Zitronensaft
- Meersalz, Pfeffer
- 200 g Vollkornnudeln nach Wahl
- 2 EL Weidebutter
- 200 g Zuckerschoten
- 500 g Schellfisch-Loin
- 2 TL Dill

Zubereitung:

1. *Die Tomaten oben kreuzweise einschneiden und mit heißem Wasser übergießen, dann häuten, halbieren und fein würfeln.*
2. *Die Sahne mit der Brühe, Wermut kurz aufkochen, dann die Erbsen zugeben und etwa 5-6 Minuten garen. Den Soßenbinder einstreuen, nochmal aufkochen und mit Zitronensaft, Pfeffer und Salz abschmecken.*
3. *In einem anderen Topf inzwischen die Nudeln 8-10 Minuten kochen.*
4. *In einer Pfanne die Tomaten in heißer Butter etwa 1-2 Minuten dünsten. Die Nudeln unterrühren und alles abschmecken.*
5. *Den Fisch leicht salzen, dann mundgerecht schneiden und mit den Zuckerschoten in die Soße geben und etwa 6-10 Minuten gar ziehen lassen.*
6. *Das Ragout mit den Nudeln anrichten und servieren.*

Geflügel-Curry mit Reis

Nährwerte für 1 Portion:

446 Kalorien | Kohlenhydrate 55/BE 4,5g | Fette 11g | Eiweiß 29g

Zubereitungszeit: 45 Minuten

Zutaten für 4 Portionen:

- 500 g Hähnchenbrustfilet
- 200 g Karotten
- 200 g Zuckerschoten
- 450 ml Gemüsebrühe
- 200 g Duftreis
- 100 ml Kokosmilch
- 100 ml Sahne
- 3 EL heller Soßenbinder

- 3 TL Mango-Chutney
- Meersalz, Pfeffer, Currypulver

Zubereitung:

1. *Das Fleisch waschen und würfeln. Die Karotten schälen und in dünne Scheiben schneiden. Die Zuckerschoten waschen und diagonal halbieren.*
2. *In einem Topf die Brühe aufkochen, das Fleisch und die Karotten zugeben und zugedeckt etwa 10-15 Minuten garen. Den Reis nach Packungsanleitung zubereiten. Nun die Zuckerschoten zum Fleisch geben und erhitzen.*
3. *Die Kokosmilch und Sahne in den Topf geben und alles mit Soßenbinder andicken. Nun noch mit Chutney, Salz, Pfeffer und Curry abschmecken und mit dem Reis servieren.*

Hähnchenbrustfilet mit Fruchtsoße

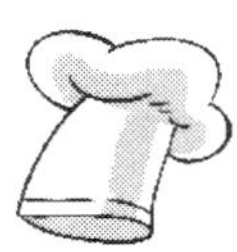

Nährwerte für 1 Portion:

462 Kalorien | Kohlenhydrate 36g/BE 3 | Fette 18g | Eiweiß 36g

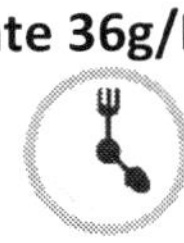

Zubereitungszeit: 50 Minuten

Zutaten für 4 Portionen:

- 600 g festkochende Kartoffeln
- 5 EL Rapsöl
- 3-4 Zweige Oregano
- Meersalz, Pfeffer
- 4 Hähnchenbrustfilets a' 175 g
- 400 ml Geflügelfond
- 50 ml Kirschsaft

- 50 ml Rotwein
- 3 EL dunkler Balsamico
- 200 g Kirschen
- 3 EL dunkler Soßenbinder

Zubereitung:

1. *Den Backofen auf 200°C vorheizen.*
2. *Die Kartoffeln waschen und in Spalten schneiden. Dann mit 3 EL Öl und Oregano vermischen, salzen, pfeffern und auf ein Backblech mit Backpapier geben. Im Ofen nun 30-35 Minuten garen.*
3. *In der Zwischenzeit das Fleisch waschen, trocknen, salzen und pfeffern. Dann im übrigen Öl rundherum anbraten. Den Fond, Saft, Wein, Essig zugeben. Alles aufkochen, dann zugedeckt 20-25 Minuten schmoren lassen.*
4. *Die Kirschen entsteinen, in die Soße geben und kurz erhitzen. Mit dem Soßenbinder die Soße andicken und mit Salz und Pfeffer abschmecken.*
5. *Das Fleisch in Scheiben schneiden und mit Kartoffeln und Kirschsoße anrichten.*

Hähnchen auf dem Backblech

Nährwerte für 1 Portion:

426 Kalorien | Kohlenhydrate 35g/BE 2,9 | Fette 15g | Eiweiß 35g

Zubereitungszeit: 50 Minuten

Zutaten für 4 Portionen:

- 4 Hähnchenbrustfilets a' 175 g
- Meersalz, Pfeffer
- 500 g frische Champignons
- 2 Zwiebeln
- 800 g festkochende Kartoffeln
- 1 Ds. Tomaten
- 5 EL Olivenöl

Zubereitung:

1. *Den Backofen auf 180°C vorheizen.*
2. *Das Fleisch waschen, trocknen und salzen und pfeffern. Die Pilze vierteln. Die Zwiebeln und Kartoffeln schälen und in Spalten schneiden.*
3. *Nun in einer großen Schüssel Pilze, Zwiebeln, Kartoffeln und die zerkleinerten Tomaten vermengen und würzen. Die Mischung auf ein Backblech geben. Die Hähnchenfilets darauf geben und mit Olivenöl beträufeln. Dann etwa 30-35 Minuten garen lassen.*

Brathähnchen im Kartoffel-Beet

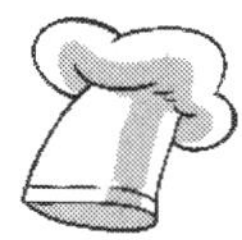

Nährwerte für 1 Portion:

814 Kalorien | Kohlenhydrate 42g/BE 3,5 | Fette 39g | Eiweiß 68g

Zubereitungszeit: 75 Minuten

Zutaten für 2 Portionen:

- 1 Hähnchen a' etwa 1,2 kg
- Meersalz, Pfeffer, Paprikapulver
- 2 Knoblauchzehen
- 1 Stange Porree
- 400 g Kartoffeln
- 400 g Hokkaido-Kürbis
- 2 EL Olivenöl
- 150 ml Weißwein

Zubereitung:

1. *Die Keulen des Hähnchens zusammenbinden und das Hähnchen mit Salz, Pfeffer und Paprika würzen.*
2. *Den Knoblauch schälen und zerdrücken. Den Porree in Stücke schneiden. Die Kartoffeln schälen und mit dem Kürbis in kleine Stücke schneiden.*
3. *Den Backofen auf 180°C vorheizen.*
4. *Das gesamte Gemüse mit Öl und Knoblauch vermischen, salzen und pfeffern und dann in einem tiefen Bräter verteilen. Das Hähnchen auf das Gemüse legen und dann alles im Ofen etwa 50-60 Minuten garen. Nach etwa 20 Minuten den Wein angießen.*
5. *Das Hähnchen mit dem Gemüse anrichten und servieren.*

Kürbis-Hähnchen-Curry

Nährwerte für 1 Portion:

394 Kalorien | Kohlenhydrate 29g/BE 2,5 | Fette 19g | Eiweiß 24g

Zubereitungszeit: 60 Minuten

Zutaten für 4 Portionen:

- 400 g Hähnchenbrustfilet
- 300 g festkochende Kartoffeln
- 300 g Kürbis-Fruchtfleisch
- 1 gelbe Paprika
- 1 rote Paprika
- 200 g Brechbohnen
- 200 g Cherrytomaten
- 2 EL Rapsöl
- 2 TL Currypulver
- 200 ml Gemüsebrühe
- 200 ml Kokosmilch
- Meersalz, Pfeffer

Zubereitung:

1. *Das Fleisch waschen und in etwa 2 cm große Würfel schneiden. Die Kartoffeln schälen und mit dem Kürbis in würfeln schneiden. Die Paprika halbieren und in Streifen schneiden.*
2. *In einem Topf das Öl erhitzen und das Fleisch rundherum anbraten. Mit dem Curry bestäuben und anrösten lassen. Nun das gesamte Gemüse zugeben und andünsten.*
3. *Die Brühe und Kokosmilch angießen, aufkochen lassen und abgedeckt etwa 15-20 Minuten garen lassen.*
4. *Das Curry mit Salz, Pfeffer und Curry abschmecken und servieren.*

Frikadellen

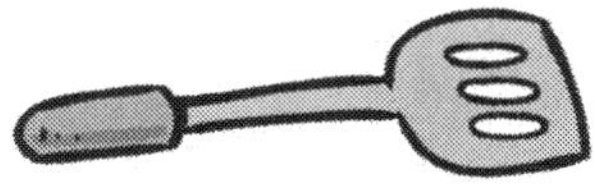

Nährwerte für 1 Portion:

500 Kalorien | Kohlenhydrate 12g/BE 1 | Fette 37g | Eiweiß 26g

Zubereitungszeit: 35 Minuten

Zutaten für 4 Portionen:

- 500 g Hackfleisch
- 2 rote Zwiebeln
- 1 Knoblauchzehe
- 1 cm frischer Ingwer
- 1 Bio-Ei
- 1 EL Sojasoße
- 2 EL gehackter Koriander
- Meersalz, Pfeffer
- 250 g Feldsalat
- 1 Radicchio
- 1 EL Himbeer-Gelee
- 2 EL Himbeer-Essig
- 5 EL Walnussöl
- 1 TL Senf
- 3 EL Rapsöl
- 3 EL gehackte Erdnüsse

Zubereitung:

1. *Eine Zwiebel schälen und sehr fein hacken. Den Knoblauch zerdrücken. Den Ingwer schälen und fein hacken. Dann alles mit dem Hackfleisch, Ei, Sojasoße, 3 EL Wasser, Koriander, Salz und Pfeffer vermengen und zugedeckt etwa 15 Minuten ziehen lassen.*

2. *Die Salate putzen und mundgerecht zupfen. Die andere Zwiebel schälen und in feine Ringe schneiden.*
3. *Das Gelee mit Essig, Walnussöl und Senf verrühren und salzen und pfeffern.*
4. *Aus der Hackfleischmasse kleine Frikadellen formen und in einer Pfanne mit Öl beidseitig braten.*
5. *Die Salate mit den Zwiebelringen mischen und mit den Frikadellen anrichten. Den Salat noch mit Erdnüssen bestreuen, mit dem Dressing beträufeln und alles servieren.*

Chop-Suey mit Rindfleisch

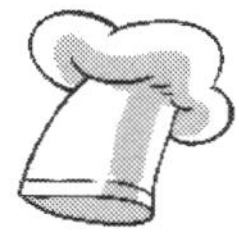

Nährwerte für 1 Portion:

408 Kalorien | Kohlenhydrate 47g/BE 4 | Fette 10g | Eiweiß 30g

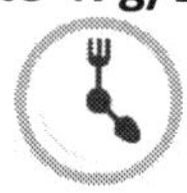

Zubereitungszeit: 25 Minuten

Zutaten für 4 Portionen:

- 200 g Basmatireis
- Meersalz, Pfeffer aus der Mühle
- 1 cm frischer Ingwer
- 450 g Rinder-Hüftsteak
- 2 EL Sesamöl
- 1 TL flüssiger Honig
- 2 EL Sojasoße
- 1 Pck. TK-Gemüse – chinesisch
- 3 TL Sesamsaat

Zubereitung:

1. *In einem Topf mit Salzwasser den Reis etwa 10-15 Minuten garen.*
2. *Inzwischen den Ingwer schälen und sehr fein reiben. Das Fleisch trockentupfen, in feine Scheiben schneiden und in einer Pfanne mit Öl etwa 2-3 Minuten rundherum anbraten. Den Ingwer und Honig zufügen und alles mit der Sojasoße ablöschen. Dann salzen, pfeffern und aus der Pfanne nehmen.*
3. *Im Bratöl nun das Gemüse zubereiten. Das Fleisch dazugeben und 3-5 Minuten erhitzen.*
4. *In einer zweiten Pfanne den Sesam ohne Fett rösten. Damit das Chop-Suey bestreuen und servieren.*

Rinderfilet mit Kartoffelgratin

Nährwerte für 1 Portion:

717 Kalorien | Kohlenhydrate 28g/BE 2,3 | Fette 48g | Eiweiß 38g

Zubereitungszeit: 85 Minuten

Zutaten für 4 Portionen:

- 800 g festkochende Kartoffeln
- 2 Knoblauchzehen
- 300 g Sahne
- 150 g geriebener Emmentaler
- Meersalz, Pfeffer
- 3 Schalotten
- 2 EL Rapsöl
- 2 EL grüne Pfefferkörner- eingelegt
- 1 TL Tomatenmark
- 200 ml trockner Weißwein
- 4 EL Creme fraiche
- Getrockneter Thymian
- 4 Rinder-Medaillons a‘ 100 g

Zubereitung:

1. *Den Backofen auf 200°C vorheizen. Eine Auflaufform von 20x30 cm einfetten.*
2. *Die Kartoffeln schälen und in sehr dünne Scheiben schneiden. Dann in der Auflaufform verteilen. Den Knoblauch schälen und zerdrücken. Die Sahne mit etwas Knoblauch und dem Käse verrühren, kräftig würzen und dann über die Kartoffeln gießen. Dann das Gratin etwa 40-50 Minuten backen.*

3. *Inzwischen die Schalotten schälen und fein würfeln. Mit dem übrigen Knoblauch und 1 EL Öl in einem Topf anbraten. Die Pfefferkörner und das Tomatenmark zufügen und anrösten. Mit dem Wein ablöschen, dann aufkochen lassen.*
4. *Die Creme unter die Soße rühren, mit Thymian, Salz, und Pfeffer abschmecken. Die Soße warm stellen.*
5. *Im restlichen Öl die Medaillons etwa 3-4 Minuten beidseitig anbraten, dann mit Pfeffer und Salz würzen.*
6. *Die Medaillons mit Gratin und Pfeffersoße servieren.*

Gefüllte Steaks

Nährwerte für 1 Portion:

430 Kalorien | Kohlenhydrate 8g/BE 0,7 | Fette 26g | Eiweiß 38g

Zubereitungszeit: 40 Minuten

Zutaten für 2 Portionen:

- 500 g grüner Spargel
- 40 g Kräuterbutter
- 2 Rindersteaks a' 150 g
- 1 getrocknete Tomate
- 50 g Ricotta
- 1 TL Kapern
- 1 TL gehackte Kräuter
- Meersalz, Pfeffer
- 1 EL Rapsöl

Zubereitung:

1. *Den Spargel putzen und die unteren Drittel schälen. Dann auf 2 Stück Alufolie verteilen. Die Kräuterbutter klein schneiden und auf den Spargel geben. Die Folien schließen und unter dem Ofengrill etwa 10-15 Minuten garen.*
2. *Inzwischen die Steaks mit Küchenpapier trockentupfen und je eine Tasche einschneiden. Die Tomate klein würfeln und mit Ricotta, Kapern und Kräutern mischen. Mit Salz und Pfeffer würzen und die Mischung dann in die Stecktaschen füllen. Die Öffnungen mit Zahnstochern fixieren.*
3. *Die Steaks salzen, pfeffern und mit dem Öl bepinseln. Dann unter dem Grill etwa 5-8 Minuten pro Seite grillen.*

4. *Die Steaks mit Spargel und der übrigen Füllung servieren.*

Gegrilltes Schweinefilet

Nährwerte für 1 Portion:

452 Kalorien | Kohlenhydrate 35g/BE 3 | Fette 16g | Eiweiß 39g

Zubereitungszeit: 75 Minuten

Zutaten für 4 Portionen:

- 2 EL flüssiger Honig
- 100 ml trockner Rotwein
- 4 EL Rapsöl
- 1 TL Meersalz
- ½ TL Pfeffer
- 600 g Schweinefilet
- 20 g Sesam
- 200 g Vollkorn-Baguette

Zubereitung:

1. *In einem kleinen Topf den Honig, Rotwein und Rapsöl aufkochen, dann salzen und pfeffern und etwas auskühlen lassen.*
2. *Das Fleisch trockentupfen und in etwa 2 cm dicke Scheiben schneiden. Nun mit der Marinade rundherum bestreichen und etwa 1 Stunde ziehen lassen.*
3. *Den Sesam in einer Pfanne ohne Fett rösten. Das Baguette in Scheiben schneiden.*
4. *Nun das Filet auf dem Grill etwa 5-8 Minuten beidseitig grillen, dann mit Sesam bestreuen und mit dem Baguette servieren.*

Pilzgulasch mit Kartoffelplätzchen

<u>Nährwerte für 1 Portion:</u>

615 Kalorien | Kohlenhydrate 38g/BE 3 | Fette 37g | Eiweiß 28g

Zubereitungszeit: 75 Minuten

Zutaten für 4 Portionen:

- 250 g Champignons
- 3 Karotte
- 3 Zwiebeln
- 1 kleines Stück Knollensellerie
- 6 EL Rapsöl
- 500 g Schweinegulasch
- 2 EL Tomatenmark
- 200 ml Tomatensaft
- 300 ml Fleischbrühe
- 500 g Kartoffeln
- 4 EL zarte Haferflocken
- 2 Eier
- 1 TL Meersalz, Pfeffer, Paprikapulver, Kümmel
- 100 ml Sahne

Zubereitung:

1. *Die Pilze putzen und vierteln. 1 Karotte, 2 Zwiebeln und den Sellerie schälen und würfeln. In einem Bräter 2 EL Öl erhitzen und das Gulasch rundherum anbraten. Das Tomatenmark zugeben und anrösten. Dann Karotte, Zwiebeln und Sellerie zufügen und andünsten.*
2. *Den Tomatensaft und die Brühe angießen, aufkochen und zugedeckt etwa 45-50 Minuten schmoren.*

3. *Inzwischen die Kartoffeln mit den übrigen Karotten und Zwiebeln schälen und fein raspeln. Dann die Haferflocken, Eier und 1 TL Salz untermischen und aus der Masse in einer Pfanne mit dem restlichen Öl nacheinander Puffer braten.*
4. *Das Gulasch mit der Sahne verfeinern und mit Kümmel, Paprika, Pfeffer und Salz abschmecken. Dann mit den Puffern servieren.*

Karbonade mit Spätzle

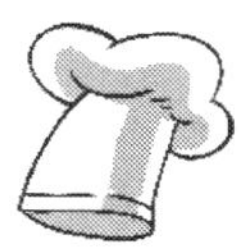

Nährwerte für 1 Portion:

594 Kalorien | Kohlenhydrate 64g/BE 5,5 | Fette 26g | Eiweiß 22g

Zubereitungszeit: 100 Minuten

Zutaten für 4 Portionen:

- 600 g Schweinegulasch
- 2 EL Rapsöl
- 2 Karotten
- 2 Zwiebeln
- 2 EL Tomatenmark
- 1 l Fleischbrühe
- 2 TL Lebkuchengewürz
- Thymianblättchen
- 4 kleine Äpfel
- ¼ l lieblicher Rotwein
- 500 g Spätzle – Kühlregal
- 4 EL dunkler Soßenbinder
- Meersalz, Pfeffer

Zubereitung:

1. *Das Gulasch in einem Topf mit Öl rundherum anbraten. Die Karotten und Zwiebeln schälen, würfeln und zum Gulasch geben und anbraten. Das Tomatenmark zugeben und anrösten.*
2. *Die Brühe angießen und das Lebkuchengewürz und den Thymian zufügen, alles aufkochen und zugedeckt etwa 60 Minuten schmoren.*
3. *Inzwischen die Äpfel schälen, die Kerngehäuse entfernen und die Äpfel in dünne Spalten schneiden.*
4. *In einem anderen Topf den Rotwein aufkochen, die Äpfel zugeben und etwa 4-5 Minuten dünsten. Dann erkalten lassen.*
5. *Die Spätzle in Salzwasser etwa 2-4 Minuten kochen.*
6. *Das Gulasch mit Soßenbinder andicken und abschmecken. Dann mit den Spätzle und den Äpfeln anrichten.*

Suppen und Eintöpfe

Leberknödel-Suppe

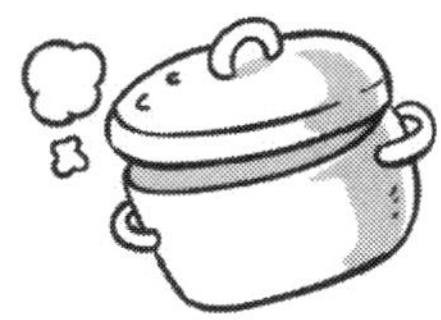

Nährwerte für 1 Portion:

215 Kalorien | Kohlenhydrate 12g/BE 1 | Fette 13g | Eiweiß 11g

Zubereitungszeit: 50 Minuten

Zutaten für 4 Portionen:

- 150 g Rindsleber
- 1 Zwiebel
- ½ Bund Petersilie
- 1 EL Rapsöl
- 70 g Paniermehl
- 1 Ei
- Meersalz, Pfeffer, Muskatnuss
- 2 Karotten
- 100 g Sellerie
- 4 Lauchzwiebeln
- 1 EL Olivenöl
- 1 Lorbeerblatt
- 1 l Gemüsebrühe

Zubereitung:

1. *Die Leber in der Küchenmaschine zerkleinern. Die Zwiebel schälen und mit der Petersilie fein hacken. In einem Topf das Öl erhitzen und Petersilie und Zwiebeln andünsten lassen.*

2. *Die Leber mit Paniermehl, Petersilien-Zwiebel-Mischung und dem Ei verkneten, dann würzen. Aus der Masse 12 Knödel formen und in den Kühlschrank stellen.*
3. *Nun das Gemüse waschen, die Karotten in Scheiben, den Sellerie und die Lauchzwiebeln in feine Ringe schneiden.*
4. *In einem Topf das Olivenöl erhitzen und das Gemüse mit dem Lorbeerblatt etwa 4-5 Minuten andünsten. Die Brühe angießen und die Suppe etwa 10 Minuten bei mittlerer Hitze kochen.*
5. *Die Knödel in die Suppe geben und etwa 10 Minuten garen. Wenn die Knödel an die Oberfläche steigen, ist die Suppe fertig zum Servieren.*

Scharfe Maissuppe

VEGAN

Nährwerte für 1 Portion:

205 Kalorien | Kohlenhydrate 24g/ BE 12 | Fette 8g | Eiweiß 8g

Zubereitungszeit: 15 Minuten

Zutaten für 2 Portionen:

- 1 Stange Porree
- 1 Knoblauchzehe
- 1 grüne Chili
- ½ Limette
- 30 g Ingwer
- 285 g Mais – aus der Dose
- 1 EL Rapsöl
- 750 ml Gemüsebrühe
- 4 Stiele Koriander
- 2 EL Sojasoße
- Pfeffer
- Meersalz

Zubereitung:

1. *Den Porree längs halbieren, waschen und in Ringe schneiden. Den Knoblauch schälen und auspressen. Die Chilischote waschen und fein hacken. Die Limette in Scheiben schneiden. Den Ingwer schälen und reiben. Den Mais in einem Sieb abtropfen lassen. Den Koriander waschen und hacken.*
2. *In einem Topf das Öl erhitzen und den Porree etwa 1 Minuten andünsten. Knoblauch, Chili, Ingwer und Limettenscheiben dazugeben und mitdünsten. Den Mais zugeben und mit der Brühe ablöschen. Kurz aufkochen lassen und 4-5 Minuten bei mittlerer Hitze garen.*
3. *Die Suppe nun mit Sojasoße, Pfeffer und Salz abschmecken. Mit dem Koriander bestreut servieren.*

Blindes Huhn

Nährwerte für 1 Portion:

361 Kalorien | Kohlenhydrate 51g/BE 4 | Fette 8g | Eiweiß 19g

Zubereitungszeit: 50 Minuten

Zutaten für 4 Portionen:

- 2 Karotten
- 500 g grüne Bohnen
- 2 mittelgroße Zwiebeln
- 750 g mehlig kochende Kartoffeln
- 1 EL Rapsöl
- 130 g Schinken in Streifen
- 1 TL Bohnenkraut
- 2 Äpfel
- 2 reife Birnen
- 200 g weiße Bohnen – Dose
- 1 Bund Petersilie
- Meersalz
- Pfeffer aus der Mühle

Zubereitung:

1. *Die Karotten schälen in sehr dünne Scheiben schneiden. Die grünen Bohnen in etwa 5 cm große Stücke schneiden. Die Zwiebeln und Kartoffeln schälen und würfeln.*
2. *In einem Topf das Öl erhitzen und Schinken und Zwiebeln anbraten. Nun die Karotten, grünen Bohnen, Kartoffeln und das Bohnenkraut zugeben und etwa 800 ml Wasser angießen. Das Ganze dann etwa 30 Minuten unter Rühren garen lassen.*

3. *In der Zwischenzeit Äpfel und Birnen schälen, dann achteln und die Kerne entfernen. Die weißen Bohnen in einem Sieb abtropfen lassen. Die Petersilie hacken.*
4. *Nun Äpfel, Birnen, weiße Bohnen und die Hälfte Petersilie zur Suppe geben und alles mit Salz und Pfeffer abschmecken. Dann weitere 10 Minuten garen.*
5. *Den Eintopf mit Petersilie und Bohnenkraut garnieren und servieren.*

Basische Paprikasuppe

VEGAN

Nährwerte für 1 Portion:

110 Kalorien | Kohlenhydrate 8g/ BE 0,7 | Fette 7g | Eiweiß 3g

Zubereitungszeit: 25 Minuten

Zutaten für 4 Portionen:

- 400 g rote Paprika
- 1 kleine mehlig kochende Kartoffel
- 750 ml Gemüsebrühe
- 130 g Mandelsahne
- Pfeffer und Salz
- 1 Kästchen frische Kresse

Zubereitung:

1. *Die Paprika in Stücke schneiden. Die Kartoffel schälen, etwa 3 EL fein raspeln.*
2. *Die Gemüsebrühe erhitzen und die Paprika etwa 10 Minuten garen. Die Suppe mit einem Stabmixer fein pürieren, die Sahne und die geraspelte Kartoffel einrühren und solange erhitzen, bis die Suppe andickt.*
3. *Mit Pfeffer und Salz abschmecken, auf Teller verteilen und mit Kresse bestreuen.*

Bohnen-Kartoffel-Topf

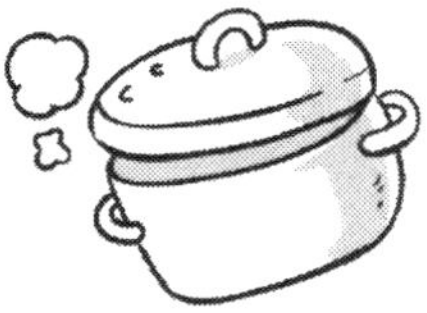

Nährwerte für 1 Portion:

515 Kalorien | Kohlenhydrate 64g/BE 5,5 | Fette 21g | Eiweiß 14g

Zubereitungszeit: 40 Minuten

Zutaten für 4 Portionen:

- 1 Zwiebel
- 500 g mehlig kochende Kartoffeln
- 1 Karotte
- 1 Stück Knollensellerie
- 400 g grüne TK-Bohnen
- 1 l Gemüsebrühe
- 400 g passierte Tomaten
- 200 g Vollkorn-Baguette
- 80 g Kräuterbutter
- Bohnenkraut-, Kerbel- und Thymianblättchen
- Meersalz, Pfeffer
- 1 TL flüssiger Honig
- 150 g Creme fraiche

Zubereitung:

1. *Die Zwiebel, Kartoffeln, Karotte und Sellerie schälen und würfeln. Die Bohnen in einem Sieb auftauen lassen.*
2. *In einem Topf die Brühe aufkochen und das gesamte Gemüse zugeben und abgedeckt etwa 15-20 Minuten kochen.*
3. *Die Tomaten zugeben und kurz erhitzen. Den Eintopf dann mit Kräutern, Salz, Pfeffer und Honig abschmecken.*

4. *Das Baguette in Scheiben schneiden und mit der Butter großzügig bestreichen.*
5. *Den Eintopf mit Creme fraiche garnieren und mit dem Baguette servieren.*

Chili-Hack-Topf

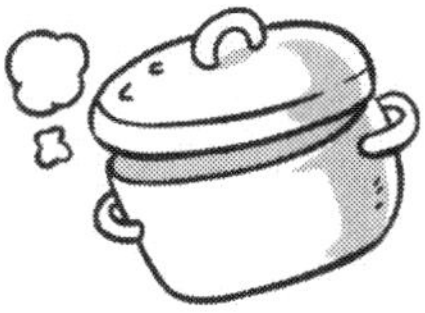

Nährwerte für 1 Portion:

555 Kalorien | Kohlenhydrate 36g/BE 3 | Fette 28g | Eiweiß 36g

Zubereitungszeit: 40 Minuten

Zutaten für 4 Portionen:

- 2 Knoblauchzehen
- 2 Zwiebeln
- 2 EL Rapsöl
- 500 g gemischtes Hackfleisch
- 3 Paprikaschoten – alle Farben
- 2 Chilischoten
- 800 g stückige Tomaten
- 3 EL Tomatenmark
- Meersalz, Pfeffer, Oregano
- 1 Ds. Kidneybohnen
- 1 Ds. Mais
- Tabasco

Zubereitung:

1. *Den Knoblauch und die Zwiebeln schälen und fein hacken. Dann beides in einem Topf mit dem Öl dünsten. Das Hackfleisch zugeben und anbraten.*

2. *Die Paprika waschen und würfeln, dann zum Fleisch geben. Die Chilischoten in feine Streifen schneiden und zufügen. Nun die Tomaten mit dem Tomatenmark angießen und alles mit Salz, Pfeffer und Oregano abschmecken. Dann etwa 20 Minuten garen lassen.*
3. *Die Kidneybohnen und den Mais in einem Sieb abtropfen lassen und unterrühren. Das Chili nach Geschmack mit Tabasco abschmecken und servieren.*

Käse-Kohl-Suppe

Nährwerte für 1 Portion:

230 Kalorien | Kohlenhydrate 6g/BE 0,5 | Fette 15g | Eiweiß 16g

Zubereitungszeit: 50 Minuten

Zutaten für 6 Portionen:

- 1 kleiner Weißkohl
- 1 l Fleischbrühe
- 2 EL Rapsöl
- 100 g geräucherter Schinken
- 1 Zwiebel
- 2 EL Kümmel
- 250 g gemischtes Hackfleisch
- 200 g fettarmer Schmelzkäse
- Meersalz, Pfeffer

Zubereitung:

1. *Den Kohl in feine Streifen schneiden oder hobeln. Den Schinken in Würfel schneiden. Die Zwiebel schälen und fein hacken. Dann alles in einem Topf mit heißem Öl anschwitzen.*

2. *Mit der Brühe ablöschen, den Kümmel einstreuen und sie Suppe bei kleiner Hitze etwa 30 Minuten köcheln lassen.*
3. *Das Hackfleisch würzen und daraus kleine Kugeln formen. In den letzten 10 Minuten der Kochzeit in der Suppe mitkochen.*
4. *Den Schmelzkäse unterrühren und die Suppe mit Pfeffer und Salz abschmecken.*

Zucchini-Suppe

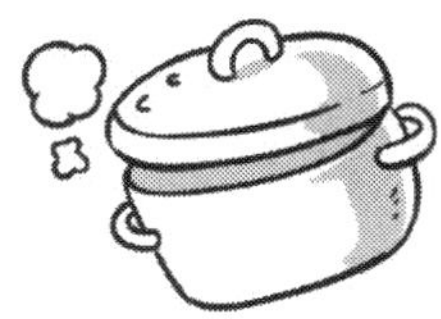

Nährwerte für 1 Portion:

169 Kalorien | Kohlenhydrate 6g | Fette 12g | Eiweiß 8g

Zubereitungszeit: 15 Minuten

Zutaten für 2 Portionen:

- 1 kleine Zwiebel
- 1 Knoblauchzehe
- 1 Zucchini
- 1 EL Rapsöl
- 400 ml Gemüsebrühe
- Meersalz
- Pfeffer aus der Mühle
- 2 Zweige Thymian
- 60 g Schafskäse

Zubereitung:

1. *Die Zwiebel und Knoblauchzehe schälen und in grobe Würfel schneiden. Die Zucchini waschen und in grobe Stücke schneiden. Den Thymian waschen, trockentupfen und die Blättchen abzupfen.*

2. *In einem Topf das Öl erhitzen und Zwiebeln und Knoblauch glasig andünsten. Die Zucchini dazugeben und kurze Zeit mitdünsten. Das Ganze mit der Brühe ablöschen und etwa 10 Minuten köcheln lassen. Mit Salz und Pfeffer würzen.*
3. *Die Suppe mit dem Stabmixer pürieren, dann den Schafskäse zufügen und noch einmal aufkochen lassen.*
4. *Den Thymian dazugeben und ggf. nochmals abschmecken.*

Sauerkraut-Suppe

Nährwerte für 1 Portion:

629 Kalorien | Kohlenhydrate 36/BE 3g | Fette 39g | Eiweiß 29g

Zubereitungszeit: 45 Minuten

Zutaten für 4 Portionen:

- 300 g gemischtes Hackfleisch
- 1 EL Rapsöl
- 1 Zwiebel
- 1 EL Tomatenmark
- 400 g Sauerkraut
- 1 l Gemüsebrühe
- 1 Vollkorn-Baguette
- 50 g Knoblauchbutter
- 80 g geriebener Emmentaler
- 100 ml Sahne
- Meersalz, Pfeffer
- Gemahlener Kümmel

Zubereitung:

1. *In einem Topf das Hackfleisch im Öl krümelig anbraten. Die Zwiebel schälen, fein würfeln und zum Hack geben.*
2. *Das Tomatenmark zugeben und anrösten. Dann Sauerkraut und Brühe zufügen, aufkochen und zugedeckt etwa 30 Minuten garen.*
3. *Den Backofen auf 200°C vorheizen. Ein Backblech mit Backpapier auslegen.*
4. *Das Baguette in Scheiben schneiden, mit der Butter bestreichen und mit Käse bestreut auf dem Blech im Backofen etwa 5-10 Minuten rösten.*
5. *Die Suppe mit Sahne verfeinern und mit Salz, Pfeffer und Kümmel abschmecken. Dann mit dem Baguette servieren.*

Thailändische Steckrübensuppe

VEGAN

Nährwerte für 1 Portion:

158 Kalorien | Kohlenhydrate 14g/BE 1,2 | Fette 9g | Eiweiß 4g

Zubereitungszeit: 45 Minuten

Zutaten für 2 Portionen:

- 200 g Steckrüben
- 1 rote Chilischote
- 1 Zwiebel
- 1 Stück Ingwer – ca. 15 g
- ½-Limette
- 1 EL Sojaöl
- 150 ml Kokosmilch
- 300 ml Gemüsebrühe
- Kristallsalz
- Pfeffer
- 2 Stiele Koriandergrün

Zubereitung:

1. *Die Steckrüben waschen, schälen und in etwa 2 cm große Würfel schneiden. Die Chilischote waschen, längs halbieren, entkernen und in feine Würfel schneiden. Die Zwiebel schälen und fein würfeln. Den Ingwer schälen und fein würfeln. Die Limette heiß abwaschen, die Schale dünn abreiben und etwa 2 EL Saft auspressen.*
2. *In einem Topf das Öl erhitzen und Zwiebeln, Chili und Ingwer andünsten. Die Steckrüben dazugeben und kurz mitdünsten. Mit Kokosmilch und Gemüsebrühe ablöschen und salzen. Dann abgedeckt etwa 20 Minuten dünsten.*
3. *Das Koriandergrün waschen, die Blätter abzupfen und grob hacken.*
4. *Die Suppe zum Schluss mit Limettensaft, Limettenschale, Salz, Pfeffer und Koriander abschmecken.*

Wirsing-Eintopf

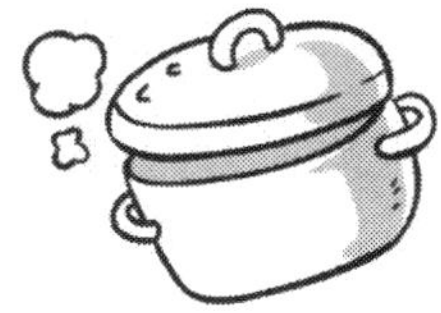

Nährwerte für 1 Portion:

298 Kalorien | Kohlenhydrate 22g/BE 1,6 | Fette 10g | Eiweiß 28g

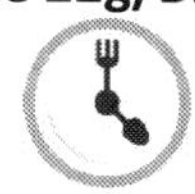

Zubereitungszeit: 45 Minuten

Zutaten für 4 Portionen:

- 400 g Kasseler ohne Knochen
- 2 Zwiebeln
- 300 g festkochende Kartoffeln
- 1 kleiner Wirsingkohl
- 2 EL Rapsöl
- 2 TL Kümmel
- 1 l Gemüsebrühe
- 4 Karotten
- Meersalz, Pfeffer
- Meerrettich

Zubereitung:

1. *Das Fleisch in Würfel schneiden. Die Zwiebeln, Karotten und Kartoffeln schälen und klein würfeln. Den Wirsing achteln und den Strunk herausschneiden. Den Kohl in Streifen schneiden.*
2. *In einem Topf das Öl erhitzen und das Kasseler rundherum etwas anbraten, dann herausnehmen und warm stellen. Dann das gesamte Gemüse ins Bratfett geben und unter Rühren anbraten.*
3. *Mit etwas Pfeffer und Salz würzen, dann die Brühe und das Fleisch zufügen, kurz aufkochen und zugedeckt etwa 30 Minuten bei kleiner Hitze köcheln lassen.*
4. *Den Eintopf noch einmal mit Meerrettich, Pfeffer und Salz abschmecken und servieren.*

Spargel-Kokos-Suppe

Nährwerte für 1 Portion:

280 Kalorien | Kohlenhydrate 12g/BE 1 | Fette 23g | Eiweiß 4g

Zubereitungszeit: 55 Minuten

Zutaten für 6 Portionen:

- 500 g weißer Spargel
- ½ Zwiebel
- 20 g frischer Ingwer
- 1 Peperoni
- 2 Stiele Zitronengras
- 1 l Spargelfond
- 400 ml Kokosmilch
- 40 g Weidebutter
- 100 ml trockner Weißwein
- 2 EL Honig
- Meersalz
- Zitronensaft

Zubereitung:

1. *Den Spargel schälen und in Scheiben schneiden. Aus den Schalen und Abschnitten sowie 1 l Wasser, 1 TL Salz, 1 EL Honig und 10 g Butter einen Fond zubereiten.*
2. *Die Zwiebel und den Ingwer schälen und klein würfeln. Die Peperoni aufschlitzen und entkernen. Das Zitronengras putzen und andrücken.*
3. *In einem breiten Topf 10 g Butter erhitzen und den Spargel darin etwa 5-8 Minuten bei geringer Hitze bissfest dünsten, dann herausnehmen und warm stellen.*

4. *Die übrige Butter schmelzen und Zwiebel, Ingwer und Peperoni glasig andünsten. Mit dem Weißwein ablöschen und auf die Hälfte einkochen.*
5. *Dann den Spargelfond, Kokosmilch und Zitronengras zugeben und alles etwa 10 Minuten einköcheln lassen.*
6. *Nun den Spargel in die Suppe geben, aufkochen und mit etwas Honig, Salz und Zitronensaft abschmecken.*

Karottensuppe mit Hackbällchen

Nährwerte für 1 Portion:

315 Kalorien | Kohlenhydrate 12g/BE 1 | Fette 22g | Eiweiß 15g

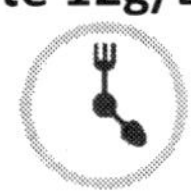

Zubereitungszeit: 35 Minuten

Zutaten für 4 Portionen:

- 250 g Hackfleisch
- 1 Zwiebel
- 500 g Karotten
- 100 g Kartoffeln
- 50 g Weidebutter
- 100 ml trockner Weißwein
- ½ l Geflügelbrühe
- 100 ml Kokosmilch
- Meersalz, Pfeffer, Muskatnuss
- 1 EL Rapsöl
- 1 TL Chilisoße
- 1 TL Honig
- 1 Bund Petersilie

Zubereitung:

1. *Die Zwiebel und die Kartoffeln schälen und in kleine Würfel schneiden. Die Möhren putzen und in dünne Scheiben schneiden. Die Petersilie fein hacken.*
2. *In einem Topf 30 g Butter erhitzen und Zwiebel, Kartoffeln und Karotten etwa 2-3 Minuten andünsten. Mit dem Wein ablöschen und die Brühe angießen. Alles mit Salz würzen, kurz aufkochen und dann abgedeckt etwa 20 Minuten garen lassen.*

3. *Inzwischen das Hackfleisch mit Chilisoße und Honig vermengen und kräftig würzen. Die Masse zu kleinen Bällchen formen. Die Kugeln in einer Pfanne mit Öl rundherum anbraten und danach warm stellen.*
4. *Die Kokosmilch in die Suppe rühren und erhitzen. Dann mit dem Stabmixer fein pürieren und mit Muskat, Pfeffer und Salz abschmecken.*
5. *Die Petersilie und die Hackbällchen in die Suppe geben und servieren.*

Leichte Wildkräutersuppe

VEGAN

Nährwerte für 1 Portion:

60 Kalorien | Kohlenhydrate 8g/BE 0,7 | Fette 1g | Eiweiß 4g

Zubereitungszeit: 45 Minuten

Zutaten für 2 Portionen:

- 600 ml Gemüsebrühe
- 2 Stiele frischer Kerbel
- 1 Stiel frische glatte Petersilie
- 6 Blatt Salbei
- 4 Stiele frischer Thymian
- ½ Bund Schnittlauch
- 1 Zweig Rosmarin
- 1 Karotte
- Muskatnuss
- Getrocknete Lavendelblüten
- Grissini

Zubereitung:

1. *Alle Kräuter säubern und gut trocknen lassen. Die Blätter bzw. Nadeln abzupfen und sehr fein schneiden. Die Stiele behalten. Die Karotten schälen und zu Julienne schneiden.*

2. *Die Brühe aufkochen und die Karotte und die Kräuterstiele hineingeben und kurz köcheln.*
3. *Nun die Brühe vom Herd nehmen und die Kräuter einstreuen. Dann zugedeckt etwa 10 Minuten ziehen lassen. Die Stängel aus der Suppe fischen und entsorgen. Die Suppe mit Muskat abschmecken und in Suppentassen oder Teller füllen. Mit ein paar Lavendelblüten und Grissini garnieren und servieren.*

Reiseintopf

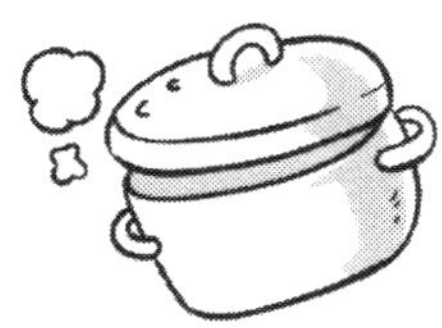

Nährwerte für 1 Portion:

659 Kalorien | Kohlenhydrate 52g/BE 4 | Fette 25g | Eiweiß 52g

Zubereitungszeit: 60 Minuten

Zutaten für 4 Portionen:

- 3 Knoblauchzehen
- 2 Zwiebeln
- 200 g grüne Bohnen
- 4 Tomaten
- 400 g Schweinefleisch
- 400 g Hähnchenbrustfilet
- 3 EL Olivenöl
- Meersalz, Pfeffer
- 1 kleine Dose Safran
- 2 Lorbeerblätter
- 1 l Gemüsebrühe
- 200 g Erbsen
- 200 g Rundkornreis

Zubereitung:

1. *Den Knoblauch und die Zwiebeln schälen und sehr fein hacken. Die Bohnen mundgerecht schneiden. Die Tomaten in Spalten schneiden. Die beiden Fleischsorten in grobe Stücke schneiden.*
2. *In einem großen Topf das Öl erhitzen und das Fleisch etwa 5 Minuten anbraten, dann salzen und pfeffern. Dann Knoblauch, Zwiebeln, Safran, Lorbeer und Tomaten zum Fleisch geben. Mit der Brühe auffüllen und aufkochen lassen.*
3. *In die kochende Brühe Die Bohnen und Erbsen geben und noch einmal aufkochen. Dann den Reis zufügen und den Eintopf bei mittlerer Hitze etwa 15-20 Minuten köcheln lassen.*
4. *Danach abschmecken und servieren.*

Blumenkohl-Cremesuppe

VEGAN

Nährwerte für 1 Portion:

169 Kalorien | Kohlenhydrate 8g/ BE 0,7 | Fette 12g | Eiweiß 6g

Zubereitungszeit: 35 Minuten

Zutaten für 4 Portionen:

- 1 Blumenkohl – mittelgroß
- 2 Zwiebeln
- 4 EL Mandelmus
- 1 l Gemüsebrühe
- 2 EL Kokosöl
- ½ Bund Petersilie
- Meersalz, Muskatnuss, Pfeffer

Zubereitung:

1. *Den Blumenkohl in Röschen zerteilen. Die Zwiebeln schälen und fein würfeln. Die Petersilie waschen, trocknen und hacken.*
2. *In einem Topf das Öl erhitzen und die Zwiebeln glasig anschwitzen. Den Blumenkohl dazugeben und mit der Brühe auffüllen.*
3. *Ist der Blumenkohl weich, die Suppe mit einem Stabmixer pürieren.*
4. *Das Mandelmus mit wenig Wasser verrühren und unter die Suppe heben. Mit den Gewürzen abschmecken und mit Petersilie garnieren.*

Snacks und Salate

Avocado-Salat

VEGAN

Nährwerte für 1 Portion:

383 Kalorien | Kohlenhydrate 38g/BE 3,2 | Fette 21g | Eiweiß 8g

Zubereitungszeit: 20 Minuten

Zutaten für 4 Portionen:

- 2 reife Avocados
- Zitronensaft
- 1 Orange
- 4 Tomaten
- 1 Römer-Salat
- 4 EL Rapsöl
- 1 Bio-Limette
- Meersalz, Pfeffer
- 1 Vollkorn-Baguette

Zubereitung:

1. *Die Avocados halbieren, entsteinen. Das Fruchtfleisch würfeln und mit dem Zitronensaft beträufeln. Die Orange schälen und die Filets herausschneiden, den Saft auffangen.*
2. *Die Tomaten waschen, halbieren und in dünne Spalten schneiden. Den Salat in Blätter teilen und in Streifen schneiden. Die Limette halbieren, den Saft auspressen und die Schale fein abreiben.*

3. *Aus Öl, Orangensaft, Limettensaft und Limettenabrieb ein Dressing rühren und die Salatzutaten damit vermischen. Zum Salat das Baguette servieren.*

Apfel-Sellerie-Salat

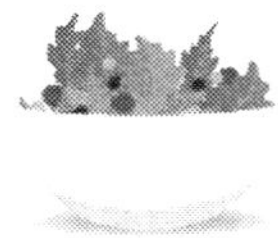

Nährwerte für 1 Portion:

490 Kalorien | Kohlenhydrate 7,5g/ BE 0,6 | Fette 44g | Eiweiß 12g

Zubereitungszeit: 30 Minuten

Zutaten für 4 Portionen:

- 60 g Haselnüsse
- 100 ml kaltgepresstes Olivenöl
- 4 EL naturtrüber Apfelessig
- 1 EL Rosinen
- 2 Zwiebel
- Brunnenkresse
- 250 g Knollensellerie
- 1 Staudenselleriehertz
- 1 Apfel
- Pfeffer und Salz
- 150 g Roquefort oder eine andere Käsesorte nach Wahl

Zubereitung:

1. *Haselnüsse auf dem Backblech im Backofen (165°C) etwa 12 Minuten rösten, danach grob hacken. Anschließend in einer Schüssel mit Öl, Essig und Rosinen vermengen.*
2. *Die Zwiebel abziehen und würfeln, dann zu den Nüssen geben und alles 20 Minuten durchziehen lassen.*
3. *Kresse verlesen, waschen und trocken schleudern. Sellerie schälen und in feine Streifen schneiden. Das Sellerieherz waschen und fein hobeln.*

Nun den Apfel vierteln und vom Kerngehäuse befreien, danach in feine Scheiben schneiden.

4. *Alles mit dem Nussdressing mischen, abschmecken und anrichten. Dann den Roquefort drüber bröckeln und servieren.*

Geflügel-Salat

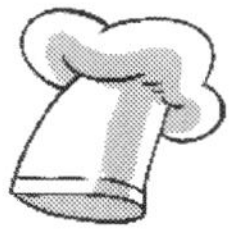

Nährwerte für 1 Portion:

182 Kalorien | Kohlenhydrate 21g/BE 1,8 | Fette 5g | Eiweiß 12g

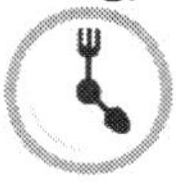

Zubereitungszeit: 30 Minuten

Zutaten für 8 Portionen:

- 1 kleiner Chinakohl
- 1 Bio-Orange
- 1 kleine Dose Ananasscheiben
- 250 g Joghurt
- 3 EL Saure Sahne
- 1 EL Zitronensaft
- 2 EL gehackte Petersilie
- Meersalz, Pfeffer, Paprikapulver
- 2 Hähnchenbrustfilets a' etwa 175 g
- 2 EL Rapsöl
- Vollkorn-Baguette

Zubereitung:

1. *Den Kohl putzen, vierteln und den Strunk herausschneiden. Den Kohl in sehr feine Streifen schneiden. Die Orange schälen und die Filets herausschneiden. Die Ananas in einem Sieb abtropfen lassen und etwa 50 ml Saft auffangen. Die Ananas in Stücke schneiden.*

2. *In einer Schüssel Joghurt, Saure Sahne, Zitronensaft, Ananassaft und Petersilie verrühren und salzen und pfeffern.*
3. *Das Fleisch in Streifen schneiden und mit Paprika, Pfeffer und Salz würzen. Dann in einer Pfanne mit dem Öl rundherum etwa 3-4 Minuten braten.*
4. *Das Dressing mit den Salatzutaten vermischen und in Gläser füllen. Die Fleischstreifen darauf geben und Baguette dazu reichen.*

„Chinakohl" – Salat

VEGAN

Nährwerte für 1 Portion:

889 Kalorien | Kohlenhydrate 72g/ BE 6 | Fette 53g | Eiweiß 25g

Zubereitungszeit: 20 Minuten

Zutaten für 2 Portionen:

- 1 klein geschnittener Chinakohl
- 1 Bund klein geschnittene Frühlingszwiebeln
- 100 g grob gehackte Mandeln
- 3 EL Sesam
- 130 g gekochte Vollkorn Nudeln
- 4 EL Sojasauce
- 1 EL Honig oder eine vegane Alternative
- ½ Tasse 5%-igen Essig
- ½ Tasse kaltgepresstes Olivenöl

Zubereitung:

1. *Kohl und Frühlingszwiebeln in einer Schüssel mischen.*
2. *Mandeln mit Sesam und Nudeln in einer Pfanne anrösten.*
3. *Sojasauce, Honig und Essig aufkochen.*
4. *Danach alle Zutaten vermischen und servieren!*

Erdbeer-Rucola-Salat

Nährwerte für 1 Portion:

331 Kalorien | Kohlenhydrate 22g/BE 1,8 | Fette 21g | Eiweiß 11g

Zubereitungszeit: 30 Minuten

Zutaten für 4 Portionen:

- 50 g gemischte und gehackte Nüsse – Haselnüsse, Cashewkerne etc.
- 2 EL Honig
- 75 ml Maracuja-Saft
- 4 EL Olivenöl
- 3 EL Balsamico
- 1 TL mittelscharfer Senf
- Meersalz, Pfeffer
- 500 g Erdbeeren
- 120 g Rucola
- 60 g Räucherlachs
- 200 g Frischkäse – 0,2% Fett

Zubereitung:

1. *In einer Pfanne ohne Fett die Nüsse goldbraun anrösten.*
2. *Den Maracujasaft mit Öl, Essig, Honig und Senf verrühren und salzen und pfeffern.*
3. *Die Erdbeeren vierteln. Den Rucola in grobe Stücke rupfen. Den Lachs in feine Streifen schneiden. Den Frischkäse glattrühren und salzen, pfeffern und dann halbieren.*
4. *Eine Hälfte mit Lachs, die andere Hälfte mit den Nüssen vermischen.*

5. *Den Rucola und die Erdbeeren auf Tellern anrichten und mit dem Dressing beträufeln. Den Frischkäse in Klecksen daraufsetzen und servieren.*

Chicorée-Salat mit Ingwer-Kurkumasauce

VEGAN

Nährwerte für 1 Portion:

263 Kalorien | Kohlenhydrate 27g/ BE 2,3 | Fette 15g | Eiweiß 4g

Zubereitungszeit: 25 Minuten

Zutaten für 2 Portionen:

- 150 g reife Avocado
- 150 g Chicorée
- 240 g reife Mango
- 1 TL frischer geriebener Ingwer
- 2 EL Zitronensaft
- 1 ½ TL Mandelmus
- 1 EL Honig oder vegane Alternative
- 2 EL Wasser
- Schwarzer Pfeffer – aus der Mühle
- Kristall- oder Meersalz
- 6 g Kurkumapulver

Zubereitung:

1. *Das Fruchtfleisch von Avocado und Mango in etwa 5x5 cm große Würfel schneiden. Die Chicorée-Blätter waschen und trockenschütteln.*
2. *Ingwer, Zitronensaft, Mandelmus, Honig, Wasser und Kurkuma in einer Schüssel sehr gut verrühren. Mit Pfeffer und Salz abschmecken und zur Seite stellen.*
3. *Die Chicorée-Blätter am Rand von 2 Bowls verteilen. In die Mitte die Mango- und Avocadowürfel geben und die Sauce darauf verteilen.*

Grillpaprika-Salat

Nährwerte für 1 Portion:

220 Kalorien | Kohlenhydrate 11g/ BE 1 | Fette 17g | Eiweiß 4g

Zubereitungszeit: 60 Minuten

Zutaten für 6 Portionen:

- 1,2 kg Paprika – alle Farben
- 1 Zucchini
- 100 ml Olivenöl
- Meersalz, Pfeffer
- 1 EL Fenchelsamen
- 1 Knoblauchzehe
- 8 Stiele Petersilie
- 5 Stiele Minze
- Zitronensaft
- 1 EL flüssiger Honig
- ½ TL Chiliflocken

Zubereitung:

1. *Den Backofengrill vorheizen.*
2. *Die Paprika vierteln und entkernen. Die Zucchini längs in dünne Scheiben hobeln.*
3. *In einer Schüssel mit 20 ml Öl die Zucchini mischen und salzen und pfeffern. Dann unter dem Grill 3-4 Minuten grillen.*
4. *Danach die Paprika 10-15 Minuten rundherum so lange grillen, bis die Haut schwarz wird. Mit einem feuchten Tuch bedeckt 4-5 Minuten abkühlen lassen, danach häuten und mundgerecht schneiden.*

5. *In einer Pfanne ohne Fett die Fenchelsamen anrösten, etwas auskühlen lassen und im Mörser zerstoßen.*
6. *Den Knoblauch schälen und fein würfeln. Die Kräuterblätter abzupfen und fein hacken. Den Zitronensaft mit Honig und übrigen Öl verrühren und mit Pfeffer und Salz würzen. Dann Kräuter, Knoblauch, Fenchelsamen und Chiliflocken unterrühren.*
7. *Die Paprika und Zucchini mit der Marinade vermengen und etwa 30 Minuten ziehen lassen.*

Wintersalat

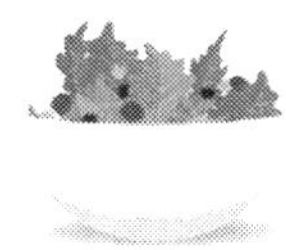

Nährwerte für 1 Portion:

367 Kalorien | Kohlenhydrate 25g/BE 2 | Fette 23g | Eiweiß 12g

Zubereitungszeit: 30 Minuten

Zutaten für 4 Portionen:

- 1 großer grüner Salat
- 4 Schb. Vollkornbrot
- 1 Knoblauchzehe
- 1 EL Weidebutter
- 50 g geriebener Parmesan
- 100 g roher Schinken
- 2 EL Weinessig
- 1 TL mittelscharfer Senf
- 6 EL Rapsöl
- Meersalz, Pfeffer

Zubereitung:

1. *Den Backofen auf 180°C vorheizen und ein Backblech mit Backpapier auslegen.*
2. *Den Schinken auf dem Blech verteilen und knusprig braten.*
3. *Den Salat mundgerecht zerkleinern. Das Brot in Würfel schneiden. Den Knoblauch schälen und hacken.*
4. *In einer Pfanne die Butter erhitzen und das Brot mit dem Knoblauch knusprig anbraten, dann die Hälfte des Parmesan zugeben.*
5. *Aus Essig, Senf und Öl ein Dressing rühren und mit Pfeffer und Salz abschmecken. Das Dressing mit dem Salat vermischen und mit Brot, Schinken und übrigem Käse servieren.*

Thunfisch-Salat mit Muscheln

Nährwerte für 1 Portion:

463 Kalorien | Kohlenhydrate 52g/BE 4,3 | Fette 19g | Eiweiß 18g

Zubereitungszeit: 40 Minuten

Zutaten für 4 Portionen:

- 250 g große Muschelnudeln
- 1 Ds. Thunfisch in Öl
- 100 g TK-Erbsen
- 1 kleine Salatgurke
- 1 Gelbe und rote Paprika
- 1 Bund Lauchzwiebeln
- ¼ Eisbergsalat
- 1 Knoblauchzehe
- 3 EL Kräuter-Essig
- 4 EL Olivenöl
- Meersalz, Pfeffer

Zubereitung:

1. *Die Nudeln nach Packungsanleitung kochen und dann auf Küchenpapier abtropfen lassen. Den Thunfisch in einem Sieb abtropfen lassen. Die Erbsen auftauen lassen.*
2. *Die Gurke schälen. Die zwei Paprika halbieren und mit der Gurke klein würfeln. Die Lauchzwiebeln in feine Ringe schneiden. Den Eisbergsalat in Streifen schneiden. Vom Salat etwas zur Seite stellen. Den übrigen Salat mit Lauchzwiebeln, Thunfisch, Gurke und Paprika vermengen.*

3. *Den Knoblauch schälen und zerdrücken. Dann mit Essig und Öl verrühren. Mit Salz und Pfeffer würzen und mit den Salatzutaten und den Nudeln vermischen.*
4. *Den übrigen Eisbergsalat auf einem Teller verteilen und den Salat darauf geben.*

Spargel-Hähnchen-Salat

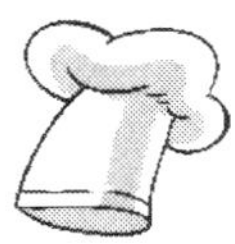

Nährwerte für 1 Portion:

441 Kalorien | Kohlenhydrate 42g/BE 3,5 | Fette 17g | Eiweiß 27g

Zubereitungszeit: 30 Minuten

Zutaten für 4 Portionen:

- 500 g Spargel
- Meersalz, Pfeffer aus der Mühle
- 1 reife Mango
- 1 kleiner Römer-Salat
- 400 g Hähnchenbrustfilet
- 6 EL Rapsöl
- 1 rote Zwiebel
- 4 EL Himbeeressig
- 2 EL gemischte Kräuter
- 100 g Vollkorn-Baguette

Zubereitung:

1. *Den Spargel schälen und in Stücke schneiden. Dann etwa 5-10 Minuten in kochendem Salzwasser garen. Die Mango schälen und das Fruchtfleisch in schmale Streifen schneiden. Den Salat zerteilen und in mundgerechte Stücke zupfen.*

2. *Das Fleisch waschen und in Scheiben schneiden. Dann salzen, pfeffern und in einer Pfanne mit 2 EL Öl rundherum etwa 5 Minuten braten. Danach herausnehmen und zur Seite stellen.*
3. *Die Zwiebel schälen und in feine Ringe schneiden. Dann im Bratfett glasig andünsten. Mit dem Essig ablöschen und das übrige Öl einrühren. Das Dressing würzen und mit Kräutern verfeinern.*
4. *Alle Salatzutaten mit dem Dressing vermengen und mit dem Baguette servieren.*

Waldorf-Salat

Nährwerte für 1 Portion:

104 Kalorien | Kohlenhydrate 10g/BE 0,9 | Fette 5g | Eiweiß 4g

Zubereitungszeit: 20 Minuten

Zutaten für 2 Portionen:

- 200 g Knollensellerie
- 50 g Äpfel
- 30 g Mandarinen
- 10 g gehackte Mandeln
- 4 EL Joghurt – 3,5% Fett
- 2 EL Zitronensaft
- 1 Spritzer Honig

Zubereitung:

1. *Den Sellerie putzen und raspeln. Den Apfel schälen, das Kerngehäuse entfernen und den Apfel auch raspeln. Die Mandarinen in kleine Stücke schneiden.*
2. *Aus Joghurt, Zitronensaft und Honig ein Dressing rühren.*
3. *Alle Zutaten in einer Schüssel vermengen und servieren.*

Avocado-Eisberg-Salat

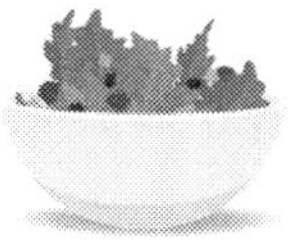

Nährwerte für 1 Portion:

328 Kalorien | Kohlenhydrate 8g/BE 0;6 | Fette 30g | Eiweiß 4g

Zubereitungszeit: 25 Minuten

Zutaten für 6 Portionen:

- 150 g Eisbergsalat
- 50 g Rucola
- 2 reife Avocados
- 1 Bund Lauchzwiebeln
- 500 g Tomaten
- 50 g Walnüsse
- Limettensaft
- 3 EL Olivenöl
- 1 EL saure Sahne
- 1 EL gehackte Petersilie
- 1 TL mittelscharfer Senf
- Meersalz, Pfeffer

Zubereitung:

1. *Die Salate waschen und mundgerecht zupfen. Die Avocados halbieren, entkernen und schälen. Das Fruchtfleisch in Scheiben schneiden, dann mit 1 EL Limettensaft beträufeln.*
2. *Die Lauchzwiebeln und Tomaten in Scheiben schneiden. Die Nüsse fettfrei in einer Pfanne rösten, dann fein hacken und abkühlen lassen.*
3. *Nun alle vorbereiteten Zutaten in einer Schüssel vorsichtig mischen und auf einem großen Teller anrichten.*

4. *Aus 1 EL Limettensaft, Öl, Sahne, Petersilie und Senf ein Dressing rühren. Dann mit Salz und Pfeffer abschmecken.*
5. *Das Dressing auf dem Salat verteilen und servieren.*

Quinoa Salat

Nährwerte für 1 Portion:

747 Kalorien | Kohlenhydrate 81g/ BE 6,8 | Fette 31g | Eiweiß 31g

Zubereitungszeit: 20 Minuten

Zutaten für 1 Portion:

- 90g Quinoa
- 180 ml Wasser
- 2 Eier
- 65g Avocado (1/2)
- 70g Blattsalat
- 100g Paprika
- 80g Gurke
- 50g Radieschen
- 60g Tomaten
- 20g Apfelessig naturtrüb
- 1 Zwiebel
- 10g kaltgepresstes Olivenöl
- Eine Prise hochwertiges Salz
- Etwas Pfeffer
- Gewürze und Kräuter
- Spritzer Honig

Zubereitung:

1. *Eier hartkochen und abkühlen lassen.*

2. *Quinoa in doppelter Menge Wasser 10min mit Deckel köcheln und abkühlen lassen.*
3. *Alle Zutaten zu einem Salat zubereiten und mit Kräutern, Gewürzen und Honig verfeinern.*

Gemüse-Frittata

Nährwerte für 1 Portion:

446 Kalorien | Kohlenhydrate 12g/BE 1 | Fette 33g | Eiweiß 22g

Zubereitungszeit: 75 Minuten

Zutaten für 4 Portionen:

- 1 Aubergine
- 1 Zucchini
- 1 Zwiebel
- 1 Knoblauchzehe
- 2 Tomaten
- 120 g Salami
- 3 EL Olivenöl
- 6 Eier
- 100 g Frischkäse
- 2 EL Mehl
- 3 EL gemischte gehackte Kräuter
- Meersalz, Pfeffer aus der Mühle

Zubereitung:

1. *Die Aubergine und Zucchini waschen und grob würfeln. Die Zwiebel und Knoblauch schälen. Die Zwiebel in kleine Würfel schneiden und den Knoblauch zerdrücken. Die Tomaten in Spalten schneiden und die Salami in feine Streifen schneiden.*

2. *Den Backofen auf 180°C vorheizen.*
3. *In einer ofenfesten Pfanne das Öl erhitzen und Auberginen, Zucchini, Zwiebel und Knoblauch anbraten. Danach die Tomaten und Salami zugeben.*
4. *In einer Schüssel Eier, Frischkäse, Mehl und Kräuter vermischen und salzen und pfeffern. Die Mischung über das Gemüse geben und abgedeckt etwa 2-3 Minuten stocken lassen.*
5. *Nun die Pfanne ohne Deckel etwa 15-20 Minuten in den Ofen stellen.*
6. *Die Frittata danach in Stücke schneiden und servieren.*

Veganer Nudelsalat

VEGAN

Nährwerte für 1 Portion:

595 Kalorien | Kohlenhydrate 53g/BE 4,5 | Fette 30g | Eiweiß 24g

Zubereitungszeit: 35 Minuten

Zutaten für 4 Portionen:

- 200 g kleine eifreie Nudeln
- Meersalz, Pfeffer
- 20 g Pinienkerne
- 400 g Tofu
- 5 EL Rapsöl
- 100 ml Orangensaft
- 100 g Rucola
- 250 g Cherrytomaten
- 150 g veganer Käseersatz
- 3 EL Essig
- 2 TL Senf

Zubereitung:

1. *In einem Topf die Nudeln nach Packungsanleitung 8-10 Minuten garen, danach abkühlen lassen.*
2. *In einer Pfanne ohne Fett die Pinienkerne rösten. Den Tofu würfeln und mit 1 EL Öl und 50 ml Orangensaft mischen, salzen und pfeffern und einige Minuten durchziehen lassen.*
3. *Den Rucola mundgerecht zupfen. Die Tomaten halbieren. Den Käseersatz würfeln.*
4. *Das übrige Öl und Orangensaft mit Essig und Senf verrühren und mit Salz und Pfeffer abschmecken. Das Dressing dann mit den übrigen Zutaten vermengen und anrichten.*

Salatspieß a la Greece

Nährwerte für 1 Portion:

393 Kalorien | Kohlenhydrate 31g/BE 2,6 | Fette 22g | Eiweiß 15g

Zubereitungszeit: 20 Minuten

Zutaten für 4 Portionen:

- ½ Salatgurke
- 1 Knoblauchzehe
- 220 g griechischer Joghurt
- 2 TL Ajvar
- Meersalz, Pfeffer aus der Mühle
- 1 rote Paprika
- 200 g Schafskäse
- 200 g Fladenbrot
- 200 g Cherrytomaten
- 8 Blatt grüner Salat
- 2 EL Olivenöl

Zubereitung:

1. *Die Hälfte der Gurke schälen, raspeln und ausdrücken. Den Knoblauch schälen und zerdrücken. Den Joghurt mit Gurke, Knoblauch und Ajvar verrühren und abschmecken.*
2. *Die Paprika halbieren und in grobe Stücke schneiden. Den Schafskäse, das Fladenbrot und die übrige Gurke grob würfeln. Die Tomaten halbieren. Den Salat zu kleinen Päckchen falten. Das Fladenbrot in einer Pfanne in Öl rundherum knusprig braten und danach salzen.*
3. *Nun Schafskäse, Fladenbrot, Tomaten, Gurken, Paprika und Salat auf Spieße stecken und mit dem Dip servieren.*

Überbackene Auberginen

Nährwerte für 1 Portion:

313 Kalorien | Kohlenhydrate 9g/BE 0,75 | Fette 31g | Eiweiß 16g

Zubereitungszeit: 50 Minuten

Zutaten für 4 Portionen:

- 4 kleine Auberginen
- Meersalz, Pfeffer
- 3 EL Olivenöl
- 1 kleiner Blumenkohl
- 1 Knoblauchzehe
- 1 Zwiebel
- 200 g Frischkäse
- 5-6 gehackte Thymianblättchen
- 100 g geriebener Butterkäse

Zubereitung:

1. *Die Auberginen längs halbieren. Das Fruchtfleisch herauslösen, dabei einen Rand von etwa 1 cm lassen. Das Fruchtfleisch nun klein würfeln. Die Auberginen salzen und mit den Schnittflächen nach unter in einer Pfanne mit dem Öl etwa 6-8 Minuten goldbraun braten. Dann herausnehmen und zur Seite stellen.*
2. *Den Blumenkohl putzen und in kleine Röschen zerteilen. Den Knoblauch und die Zwiebel schälen. Den Knoblauch zerdrücken, die Zwiebel würfeln.*
3. *Den Backofen auf 200°C vorheizen.*

4. *Nun das Fruchtfleisch der Auberginen, Blumenkohl, Knoblauch und Zwiebel in das Bratfett geben und anbraten. Etwa 100 ml Wasser dazugeben und alles zugedeckt etwa 5-6 Minuten garen lassen.*
5. *Den Frischkäse dazugeben und alles gut verrühren. Dann mit Thymian, Salz und Pfeffer abschmecken. Die Mischung in die Auberginen füllen und mit Käse bestreuen. Dann im Ofen etwa 20 Minuten überbacken.*

Gegrillte Paprika-Wraps

VEGAN

Nährwerte für 1 Portion:

300 Kalorien | Kohlenhydrate 24g/BE 2 | Fette 19g | Eiweiß 6g

Zubereitungszeit: 45 Minuten

Zutaten für 4 Portionen:

- 2 EL Sesam
- 1 Avocado
- 1 TL Zitronensaft
- Meersalz, Pfeffer
- 1 gelbe Paprika
- 1 rote Paprika
- 60 g Rucola
- 4 Tortilla-Fladen
- 4 EL Balsamico

Zubereitung:

1. *In eine Pfanne den Sesam ohne Fett rösten. Die Avocado halbieren, entkernen und das Fruchtfleisch auslösen. Dann mit dem Zitronensaft fein pürieren und würzen.*
2. *Die Paprika halbieren und würfeln. Den Rucola mundgerecht schneiden.*

3. *Die Tortillas mit dem Avocado-Püree bestreichen und mit Rucola und Paprika belegen. Nun mit Sesam bestreuen und mit dem Essig beträufeln. Dann aufrollen und fixieren.*
4. *Die Fladen auf dem Grill rundherum etwa 5-8 Minuten grillen, dann noch heiß servieren.*

Panierte Rote Bete mit Dip

Nährwerte für 1 Portion:

491 Kalorien | Kohlenhydrate 34g/BE 2,8 | Fette 29g | Eiweiß 20g

Zubereitungszeit: 40 Minuten

Zutaten für 4 Portionen:

- 800 g Rote Bete
- 3 EL Mehl
- 2 Eier
- Meersalz, Pfeffer
- 30 g Paniermehl
- 30 g gemahlene Mandeln
- 30 g gehobelte Mandeln
- 4 EL Leinöl
- 250 g Magerquark
- 150 g Saure Sahne
- 2 EL Senf
- 2 EL frische gehackte Kräuter

Zubereitung:

1. *Die Rote Bete waschen und etwa 10-15 Minuten in kochendem Wasser vorgaren. Dann kurz abkühlen lassen und schälen. Dann in etwa 2 cm dicke Scheiben schneiden und im Mehl wälzen.*

2. *Die Eier mit dem Salz verquirlen. Das Paniermehl mit den Mandeln auf einem Teller vermischen.*
3. *Die Rote Bete nun im Ei, dann in der Paniermehlmischung wälzen und in einer Pfanne mit dem Leinöl etwa 3-4 Minuten rundherum goldbraun braten.*
4. *Inzwischen Quark, Sahne, Senf und Kräuter cremig verrühren, dann salzen und pfeffern.*
5. *Die Rote Bete mit dem Dip servieren.*

Linsen-Sticks mit Salsa

VEGAN

Nährwerte für 1 Portion:

326 Kalorien | Kohlenhydrate 43g/BE 3,6 | Fette 9g | Eiweiß 16g

Zubereitungszeit: 40 Minuten

Zutaten für 4 Portionen:

- 200 g rote Linsen
- 1 Zwiebel
- 80 g Weizengrieß
- 3 EL Tomatenmark
- 2 EL gemischte gehackte Kräuter
- Zitronensaft
- Meersalz, Pfeffer
- 2 Tomaten
- 1 rote Chilischote
- 1 Lauchzwiebel
- 3 EL Olivenöl
- 1 TL Agavendicksaft oder Reissirup

Zubereitung:

1. *In einem Topf mit ½ l Wasser die Linsen zubereiten. Dann den Grieß unterrühren und etwa 3-4 Minuten quellen lassen.*
2. *Inzwischen die Zwiebel schälen und fein hacken. Dann mit dem Tomatenmark und Kräutern zu den Linsen geben, mit Zitronensaft, Pfeffer und Salz abschmecken und etwas abkühlen lassen.*
3. *Die Tomaten waschen und fein würfeln. Die Chili längs halbieren, entkernen und klein würfeln. Die Lauchzwiebel in feine Ringe schneiden. Dann alles mit 1 EL Öl und Agavendicksaft verrühren und salzen und pfeffern.*
4. *Die Linsen-Mischung zu kleinen Röllchen formen, mit dem übrigen Öl bepinseln und in einer Grillschale auf dem Grill zubereiten. Dann mit dem Tomaten-Salsa anrichten.*

Nasi Goreng

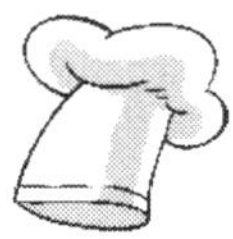

Nährwerte für 1 Portion:

525 Kalorien | Kohlenhydrate 65g/BE 5,4 | Fette 15g | Eiweiß 29g

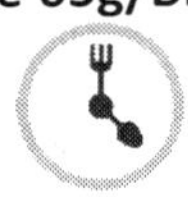

Zubereitungszeit: 45 Minuten

Zutaten für 2 Portionen:

- 150 g Reis
- 5 cm frischer Ingwer
- 3 Lauchzwiebeln
- 1 grüne Paprika
- 1 rote Paprika
- 100 g frische Champignons
- 1 rote Chilischote
- 2 Knoblauchzehen
- 5 EL Sesamöl
- 250 g küchenfertige Garnelen
- Meersalz, Pfeffer

Zubereitung:

1. *In einem Topf den Reis nach Packungsanleitung zubereiten.*
2. *Inzwischen den Ingwer schälen und fein hacken. Die Lauchzwiebeln und Paprikas in Stücke schneiden. Die Pilze in Scheiben schneiden. Die Chilis in Ringe schneiden. Den Knoblauch schälen und zerdrücken.*
3. *In einer Pfanne das Öl erhitzen und die Garnelen kurze Zeit anbraten, dann das gesamte Gemüse zugeben und etwa 10-12 Minuten unter Rühren garen lassen. Den Reis zufügen und erhitzen.*
4. *Alles mit Salz und Pfeffer abschmecken und genießen.*

Leichter Kartoffelsalat

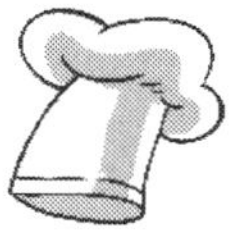

Nährwerte für 1 Portion:

234 Kalorien | Kohlenhydrate 34g/BE 2,8 | Fette 8g | Eiweiß 5g

Zubereitungszeit: 40 Minuten

Zutaten für 4 Portionen:

- 800 g Kartoffeln
- 1 Zwiebel
- ½ Bund glatte Petersilie
- 1 Bio-Zitrone
- 2 EL Kapern
- 100 g Creme fraiche
- 1 Beet Gartenkresse
- Meersalz, Pfeffer

Zubereitung:

1. *Die Kartoffeln waschen und mit der Schale in reichlich Salzwasser etwa 20 Minuten kochen, dann schälen und auskühlen lassen.*
2. *Die Zwiebel schälen und in Streifen schneiden. Die Petersilie in feine Streifen schneiden. Die Zitrone heiß abwaschen, die Schale abreiben und den Saft auspressen. Die Kapern hacken. Die Kresse vom Beet schneiden.*
3. *Nun die Zwiebeln mit der Zitronenschale, dem Zitronensaft, Petersilie, Creme fraiche und den Kapern zu einem Dressing vermischen. Mit 1 Prise Salz und Pfeffer abschmecken und ziehen lassen.*
4. *Die Kartoffeln in Scheiben schneiden und mit dem Dressing und der Kresse vorsichtig vermengen.*

Bohnensalat mit Feta

Nährwerte für 1 Portion:

261 Kalorien | Kohlenhydrate 18g/BE 1,5 | Fette 14g | Eiweiß 14g

Zubereitungszeit: 25 Minuten

Zutaten für 4 Portionen:

- 400 g dicke weiße Bohnen - Dose
- 100 g frischer Spinat
- 1 Knoblauchzehe
- 1 Bund Lauchzwiebeln
- 100 g Feta
- 2 EL Zitronensaft
- 2 EL gehackte Petersilie
- 1 EL Weidebutter
- 3 EL Olivenöl
- Meersalz, Pfeffer

Zubereitung:

1. *Die Bohnen abspülen und abtropfen lassen. Den Spinat in breite Streifen schneiden. Den Knoblauch schälen und hacken. Die Lauchzwiebeln in feine Ringe schneiden. Den Feta zerbröseln.*
2. *In einem Topf die Butter und 2 EL Öl erhitzen und die Bohnen unter Rühren goldbraun anbraten lassen. Den Spinat, Knoblauch und Lauchzwiebeln zugeben und 1-2 Minuten mit braten. Dann alles mit Zitronensaft, Salz und Pfeffer abschmecken.*
3. *Den Feta und die Petersilie im restlichen Öl in den Topf geben und vorsichtig unterrühren. Dann noch einmal abschmecken und servieren.*

Steckrüben mit Birnen auf Salat

VEGAN

Nährwerte für 1 Portion:

281 Kalorien | Kohlenhydrate 23g/BE 2 | Fette 17g | Eiweiß 7g

Zubereitungszeit: 25 Minuten

Zutaten für 4 Portionen:

- 600 g Steckrüben
- 2 Karotten
- 200 ml Gemüsebrühe
- 2 Birnen
- 1 rote Zwiebel
- 2 EL Walnussöl
- 1 EL Balsamico
- 2 TL süßer Senf
- Meersalz, Pfeffer
- 1 TL Oregano
- 50 g Walnüsse
- 200 g Rucola

Zubereitung:

1. *Die Rüben und Karotten mit einem Sparschäler in lange Streifen schneiden und dann in einem Topf in der Gemüsebrühe garen.*
2. *Inzwischen die Birnen schälen und würfeln. Die Zwiebel schälen und in Ringe schneiden.*
3. *Aus Walnussöl, Balsamico und Senf eine Vinaigrette rühren und mit Oregano, Pfeffer und Salz würzen.*
4. *Die Walnüsse sehr fein hacken und in einer fettfreien Pfanne rösten.*
5. *Den Rucola auf einem großen Teller verteilen. Die Rüben mit den Karotten und Birnenwürfeln, Zwiebelringen auf dem Salat anrichten*

und die Vinaigrette darüber geben. Nun mit den Nüssen bestreuen und servieren.

Spargel-Tartelettes

Nährwerte für 1 Stück:

408 Kalorien | Kohlenhydrate 27g/BE 2,3 | Fette 25g | Eiweiß 16g

Zubereitungszeit: 100 Minuten

Zutaten für 8 Stück:

- 125 g kalte Weidebutter
- Meersalz, Pfeffer aus der Mühle
- 250 g Vollkornmehl
- 4 Eier
- 500 g Spargel
- 100 g gekochter Schinken
- 4 Lauchzwiebeln
- 250 g Quark
- 200 g Saure Sahne
- 3 EL gemischte Kräuter
- 1 Beet Gartenkresse

Zubereitung:

1. *Die Butter mit ½ TL Salz, dem Mehl und 1 Ei zu einem homogenen Teig verkneten. Dann in Frischhaltefolie wickeln und etwa 30-40 Minuten ruhen lassen.*
2. *Den Spargel schälen, in Stücke schneiden und in kochendem Salzwasser etwa 5-6 Minuten garen lassen. Den Schinken würfeln. Die Lauchzwiebeln in sehr feine Ringe schneiden.*

3. *Die übrigen Eier mit Quark, Saure Sahne und Kräutern verquirlen, dann salzen und pfeffern. Nun Spargel, Schinken und Lauchzwiebeln unterrühren.*
4. *Den Backofen auf 200°C vorheizen. Eine Tarteform von 21x28 cm einfetten.*
5. *Den Teig zwischen einem Backpapier und der Folie ausrollen und damit die Tarteform auslegen. Den Belag auf dem Teig verteilen und dann im Ofen etwa 35-40 Minuten backen.*
6. *Danach die Kresse abschneiden und über die Tarte verstreuen.*

Giersch-Limonade

VEGAN

Nährwerte für 1 Glas:

58 Kalorien | Kohlenhydrate 12g/ BE 1 | Fette 0g | Eiweiß 2g

Zubereitungszeit: 5 Minuten

Zutaten für 1 Liter:

- 2 Handvoll Giersch
- 1 Zweig Pfefferminze oder anderes Küchenkraut
- 1 l naturtrüber Apfelsaft
- Saft einer Zitrone
- Mineralwasser nach Bedarf

Zubereitung:

1. *Die Kräuter 5-6 Stunden im Apfelsaft ziehen lassen.*
2. *Dann die Kräuter herausnehmen und Zitronensaft und Mineralwasser zufügen.*

Brennnessel-Bärlauch-Pesto

VEGAN

Nährwerte für 1 Portion:

436 Kalorien | Kohlenhydrate 5g /BE 0,5| Fette 43g | Eiweiß 4g

Zubereitungszeit: 15 Minuten

Zutaten für 1 großes Glas:

- 250 g Brennnessel-Blätter
- 100 g getrocknete Tomaten
- 250 g Bärlauch
- 100 g gemahlene Mandeln
- 1 TL Meersalz
- ½ l Olivenöl

Zubereitung:

1. *Die Kräuter und Tomaten grob zerkleinern.*
2. *Dann Brennnessel, Tomaten, Bärlauch, Mandeln und Salz mit ¼ l Öl vermischen und dann mit dem Stabmixer pürieren. Nun solange Öl nachgießen, bis die gewünschte Konsistenz erreicht ist.*

Basilikum-Quark mit Beeren

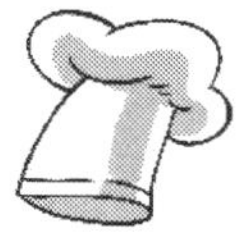

Nährwerte für 1 Portion:

146 Kalorien | Kohlenhydrate 7g/BE 0,6 | Fette 10g | Eiweiß 6g

Zubereitungszeit: 15 Minuten

Zutaten für 4 Portionen:

- 300 g Erdbeeren
- 50 ml Orangensaft
- 150 g Quark – 20% Fett
- 100 g Sahne
- 4 Stiele Basilikum
- ½ Zitrone

Zubereitung:

1. *Die Erdbeeren halbieren oder vierteln – je nach Größe. Dann im Orangensaft marinieren.*
2. *Inzwischen das Basilikum waschen und die Blätter abzupfen. Die Zitrone auspressen.*
3. *Dann Basilikum, Zitronensaft und Quark in einem hohen Gefäß fein pürieren. Die Sahne steif schlagen und vorsichtig unterheben.*
4. *Den Quark und die Erdbeeren abwechselnd in Gläser schichten und servieren.*

Erdbeer-Auflauf

Nährwerte für 1 Portion:

278 Kalorien | Kohlenhydrate 30g/BE 2,5 | Fette 10g | Eiweiß 15g

Zubereitungszeit: 65 Minuten

Zutaten für 6 Portionen:

- 200 g Milchbrötchen vom Vortag
- ¼ l Milch – 1,5% Fett
- 500 g Erdbeeren
- 4 Eier
- 250 g Quark
- 1 Prise Meersalz
- 1 Bio-Orange
- 1 EL Weidebutter

Zubereitung:

1. *Den Backofen auf 180°C vorheizen. Eine Auflaufform mit Butter einfetten.*
2. *Die Milchbrötchen in dünne Scheiben schneiden. Die Erdbeeren waschen und in Scheiben schneiden. Die Orange heiß abwaschen, die Schale fein abreiben und den Saft auspressen. Die Eier trennen.*
3. *Nun die Erdbeeren in Orangensaft marinieren. Die Eiweiße zu steifem Schnee schlagen und dann kalt stellen. Die Eigelbe schaumig rühren und mit Orangenschale, Quark und Milch cremig rühren.*
4. *Die Erdbeeren mit den Milchbrötchen vermischen und in der Auflaufform verteilen. Nun den Eischnee unter den Quark heben und auf den Erdbeeren verstreichen.*
5. *Den Auflauf für 40-50 Minuten im Ofen backen.*

Kakao-Haferflocken

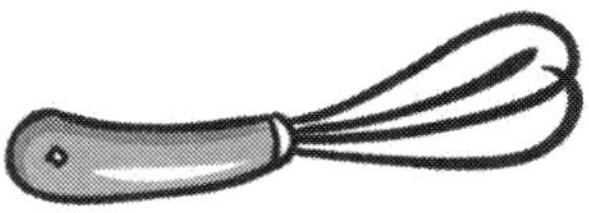

Nährwerte für 1 Portion:

348 Kalorien | Kohlenhydrate 47g/BE 4 | Fette 11g | Eiweiß 13g

Zubereitungszeit: 20 Minuten

Zutaten für 2 Portionen:

- 100 g kernige Haferflocken
- 300 ml Vollmilch
- ¼ l Wasser
- 2 EL Kakaopulver
- 2 EL Ahornsirup
- 1 Prise Meersalz
- 1 Msp. Zimtpulver

Zubereitung:

1. *In einer Schüssel den Kakao mit 3 EL Wasser anrühren.*
2. *Die Haferflocken mit Milch, Wasser und dem angerührten Kakao sowie 1 Prise Salz verrühren und in einem Topf aufkochen, dann auf kleiner Hitze etwa 5-10 Minuten ausquellen lassen, dabei ggf. noch etwas Wasser zugeben.*
3. *Nun den Ahornsirup und das Zimtpulver unterrühren. Die Haferflocken heiß oder lauwarm genießen.*

Apfel-Möhren-Waffeln

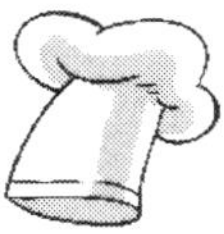

Nährwerte für 1 Portion:

496 Kalorien | Kohlenhydrate 44g/BE 3,6 | Fette 30g | Eiweiß 9g

Zubereitungszeit: 30 Minuten

Zutaten für 4 Portionen:

- 75 g weiche Weidebutter
- 2 EL Honig
- 2 EL Vanillezucker
- 2 Eier
- 150 g Vollkornmehl
- ½ TL Weinstein-Backpulver
- 100 ml Vollmilch
- 1 Apfel
- 1 Möhre
- 100 ml Sahne

Zubereitung:

1. *In einer Schüssel die Butter mit Honig und 1 EL Vanillezucker schaumig schlagen. Dann die Eier einzeln unterrühren. Das Mehl und Backpulver dazugeben und die Milch einrühren.*
2. *Den Apfel und die Möhre schälen und grob raspeln. Die Masse unter den Teig rühren.*
3. *Im Waffeleisen die 4 Waffeln ausbacken.*
4. *Inzwischen die Sahne mit dem übrigen Vanillezucker steif schlagen. Die Schlagsahne mit den Waffeln anrichten und servieren.*

Leichte bayrische Creme

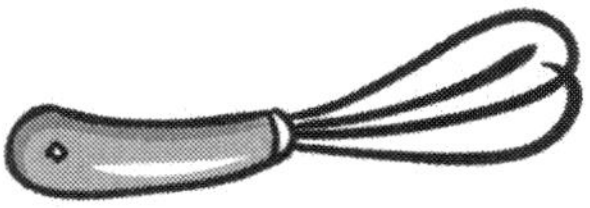

Nährwerte für 1 Portion:

244 Kalorien | Kohlenhydrate 25g/BE 2| Fette 13g | Eiweiß 5g

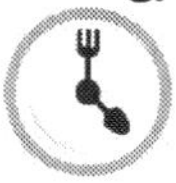

Zubereitungszeit: 75 Minuten

Zutaten für 4 Portionen:

- 300 ml ungesüßte Mandelmilch
- ½ TL Kurkuma
- ½ TL Vanillepulver
- 2 EL flüssiger Honig
- 50 g Chiasamen
- 500 g reife Zwetschken
- 1 Stange Zimt
- 100 ml süße Sahne

Zubereitung:

1. *Den Backofen auf 140°C vorheizen.*
2. *Die Mandelmilch mit Kurkuma, Vanille, Honig und Chiasamen verrühren. Dann über Nacht in den Kühlschrank stellen.*
3. *Am nächsten Tag die Zwetschken halbieren und entsteinen. Dann mit der Zimtstange in eine Auflaufform geben. Nun im Ofen in etwa 1 Stunde zu Kompott kochen. Danach die Zimtstange entfernen und das Kompott kalt stellen.*
4. *Die Sahne steif schlagen und unter die Mandelcreme heben.*
5. *Die Creme und das Kompott in Dessertgläser schichten und genießen.*

Nuss-Fruchtquark

Nährwerte für 1 Portion:

206 Kalorien | Kohlenhydrate 22g/BE 2| Fette 5g | Eiweiß 17g

Zubereitungszeit: 10 Minuten

Zutaten für 4 Portionen:

- 25 g Haselnusskerne
- ½ reife Mango
- 1 Banane
- 500 g Magerquark
- 130 g Heidelbeeren

Zubereitung:

1. *Die Nüsse in einer fettfreien Pfanne anrösten, dann auskühlen lassen und hacken.*
2. *Die Mango und Banane schälen. Das Fruchtfleisch der Mango vom Stein schneiden. Nun ¾ der Banane und Mango fein pürieren.*
3. *Das Püree mit dem Quark verrühren und auf Schälchen verteilen.*
4. *Die übrigen Früchte klein würfeln. Die Beeren waschen, abtropfen lassen und mit den Nüssen und Fruchtwürfeln mischen.*
5. *Den Fruchtquark mit der Mischung garnieren und servieren.*

Heidelbeer-Dessert

Nährwerte für 1 Portion:

111 Kalorien | Kohlenhydrate 18g/BE 1,5| Fette 1g | Eiweiß 7g

Zubereitungszeit: 15 Minuten

Zutaten für 2 Portionen:

- 100 g Heidelbeeren
- 2 TL Honig
- 1 Zweig Thymian
- 200 g Joghurt

Zubereitung:

1. *In einem Topf die Beeren mit dem Honig vermischen. Den Thymian zugeben und alles erhitzen. Sind die Früchte heiß, die Hitze reduzieren und etwa 10 Minuten einkochen lassen.*
2. *Den Thymian entfernen und die Beeren mit dem Stabmixer fein pürieren. Dann etwa 60 Minuten in den Kühlschrank stellen.*
3. *Nun etwa 1 cm Joghurt in Gläser geben und darüber 1 cm Kompott schichten. Den Vorgang wiederholen, bis alles verbraucht ist.*

Quinoa-Pfannkuchen

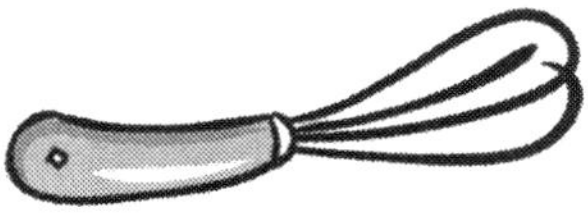

Nährwerte für 1 Portion:

481 Kalorien | Kohlenhydrate 77g/BE 6,5| Fette 9g | Eiweiß 20g

Zubereitungszeit: 30 Minuten

Zutaten für 2 Portionen:

- 100 g weißer Quinoa
- 1 Prise Meersalz
- 100 g Vollkornmehl
- 2 Eier
- ½ Pck. Weinstein-Backpulver
- 75 ml Milch
- 1 reife Banane
- Rapsöl

Zubereitung:

1. *Den Quinoa mit dem Salz in etwa 200 ml Wasser aufkochen, dann abgedeckt etwa 15 Minuten bei geringer Hitze garen.*
2. *Danach das überschüssige Wasser abgießen und das Quinoa gut ausdampfen lassen.*
3. *Die Banane mit einer Gabel zerdrücken.*
4. *Die Eier mit der Milch und Banane gut verrühren. Das Mehl und Backpulver nach und nach hineinsieben und alles zu einer homogenen Masse verrühren. Dann den Quinoa einrühren.*
5. *Etwa 1 TL Rapsöl in einer Pfanne erhitzen und darin die Pfannkuchen in der gewünschten Größe ausbacken. Die Pfannkuchen erst wenden, wenn der Teig an der Oberfläche fest ist. Immer wieder etwas Öl*

nachgießen, sofern die Pfannkuchen anfangen, an der Pfanne zu kleben.

Schoko-Erdbeeren

VEGAN

Nährwerte für 1 Portion:

148 Kalorien | Kohlenhydrate 16g/BE 1,4| Fette 8g | Eiweiß 2g

Zubereitungszeit: 10 Minuten

Zutaten für 4 Portionen:

- 100 g Zartbitter-Kuvertüre
- 300 g frische Erdbeeren

Zubereitung:

1. *Die Schokolade in einem warmen Wasserbad langsam schmelzen lassen.*
2. *Die Erdbeeren waschen, trockentupfen und dann nacheinander in die Schokolade tauchen.*
3. *Nun die Erdbeeren zum Trocknen auf ein Backpapier legen und danach genießen.*

Dessert zu Weihnachten

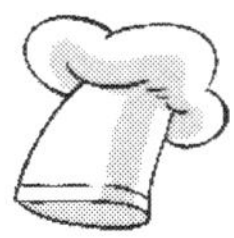

Nährwerte für 1 Portion:

138 Kalorien | Kohlenhydrate 24g/BE 2| Fette 2g | Eiweiß 5g

Zubereitungszeit: 30 Minuten

Zutaten für 4 Portionen:

- 80 g kernige Haferflocken
- 1 Prise Zimtpulver
- 1 Granatapfel
- 1 Bio-Orange
- 1 TL flüssiger Honig
- 1 Zweig Rosmarin
- 150 g Joghurt
- 5 g Agavendicksaft

Zubereitung:

1. *Die Haferflocken in einer fettfreien Pfanne etwa 5 Minuten rösten, dann mit Zimt bestreuen und zur Seite stellen.*
2. *Den Granatapfel leicht mit dem Messerrücken beklopfen, so dass die Kerne gelockert werden. Nun den Granatapfel längs achteln und die Stücke in eine Schüssel mit kaltem Wasser geben und unter Wasser entkernen. Die Kerne heraussieben.*
3. *Die Orange heiß waschen und die Schale fein abreiben. Die Orange dann schälen und die Fruchtfilets herausschneiden.*
4. *In einem Topf Die Orangenstücke, Orangenschale, 1 TL Honig und den Rosmarin erhitzen und bei geringer Hitze etwa 5 Minuten köcheln lassen.*
5. *Inzwischen den Joghurt mit dem Dicksaft verrühren. Den Rosmarin aus dem Kompott entfernen.*

6. *Nun den Joghurt in Gläser geben und Kompott, Haferflocken und Granatapfel darauf geben.*

Buttermilch-Leinsamen-Pudding

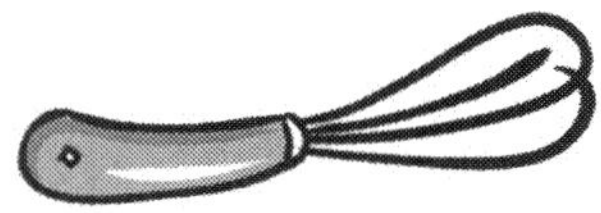

Nährwerte für 1 Portion:

229 Kalorien I Kohlehydrate 20 g/ 1,7 I Fette 12 g I Eiweiß 10 g

Zubereitungszeit: 20 Minuten
Ruhezeit: 12 Stunden

Zutaten für 4 Portionen:

- ½ Vanilleschote
- 400 ml Buttermilch
- 75 g geschrotete Leinsamen
- 1 roter Apfel
- 1 EL Ahornsirup
- 1 EL Zitronensaft
- 1 Prise Zimt
- 30 g Pistazienkerne
- 2 EL kernige Haferflocken

Zubereitung:

1. *Die Vanilleschote der Länge nach halbieren, das Mark herauskratzen.*
2. *Die Buttermilch mit Leinsamen und Vanille verrühren, dann ca. 20 Minuten quellen lassen.*
3. *Den Pudding dann auf Gläser verteilen und für mindestens 12 Stunden –besser über Nacht- im Kühlschrank durchkühlen lassen.*
4. *Den Apfel waschen, entkernen und klein würfeln. Dann mit dem Sirup und dem Zitronensaft mischen. Die Pistazien fein hacken.*
5. *Nun die Apfelwürfel, Pistazien und Haferflocken in den Pudding geben.*

Apfel-Streusel-Dessert

Nährwerte für 1 Portion:

396 Kalorien | Kohlenhydrate 39g/BE 3,2| Fette 21g | Eiweiß 10g

Zubereitungszeit: 45 Minuten

Zutaten für 4 Portionen:

- 100 Nusskernmischung
- 3 Datteln
- 45 g weiche Weidebutter
- 4 Äpfel
- 1 EL Ingwer
- 1 TL flüssiger Honig
- 150 g fettarmer Joghurt
- 1 Pck. Vanillezucker

Zubereitung:

1. *Die Nüsse in einer Schüssel mit dem Stabmixer zerkleinern. Die Datteln und die Butter zugeben und einen klebrigen Teig mixen.*
2. *Die Äpfel vierteln und die Kerngehäuse entfernen. Die Äpfel dann in etwa 1 cm große Stücke schneiden. Den Ingwer schälen und fein reiben.*
3. *Den Backofen auf 200°C Umluft vorheizen.*
4. *Den Boden einer Pfanne mit Wasser bedecken und Äpfel, Ingwer und Honig erhitzen. Sind die Äpfel heiß, die Hitze reduzieren und die Mischung 5-6 Minuten unter Rühren garen.*
5. *Die Apfelmischung in eine Auflaufform füllen und den Nussteig locker darüber verteilen.*
6. *Das Dessert 20 Minuten auf mittlerer Schiene backen.*

7. *Inzwischen den Joghurt mit der Vanille verrühren und danach zum Dessert reichen.*

Kaiserschmarrn

Nährwerte für 1 Portion:

293 Kalorien | Kohlenhydrate 38g/BE 3,2| Fette 9g | Eiweiß 13g

Zubereitungszeit: 15 Minuten

Zutaten für 2 Portionen:

- 75 g Weizen-Vollkornmehl – Type 1050
- 1 TL Weinstein-Backpulver
- 150 ml ungesüßte Buttermilch
- 1 EL flüssiger Honig
- 2 große Eier
- 2 TL Rapsöl
- 1 TL Puderzucker
- 1 Handvoll Beeren nach Wahl

Zubereitung:

1. *Die Eier trennen und die Eiweiße zu Eischnee schlagen.*
2. *Das Mehl und das Backpulver mischen. Die Buttermilch und den Honig zugeben und mit dem Stabmixer verrühren. Die Eigelbe kurz unterrühren und den Eischnee unterheben.*
3. *In einer Pfanne etwas Öl erhitzen und die Hälfte des Teigs zu einem Pfannkuchen backen. Ist die Oberfläche gestockt, den Pfannkuchen wenden und mit zwei Gabeln in kleinere Stücke zerreißen. Dann aus der Pfanne nehmen und warm halten. Mit dem übrigen Teig ebenso verfahren.*
4. *Den Schmarrn mit Puderzucker bestäuben und mit Beeren servieren.*

Haferflocken-Plätzchen

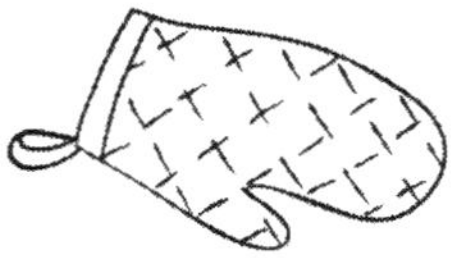

Nährwerte für 1 Plätzchen:

75 Kalorien | Kohlenhydrate 6g/BE 0,5| Fette 5g | Eiweiß 1g

Zubereitungszeit: 35 Minuten

Zutaten für 30 Plätzchen:

- 100 g Weidebutter
- 20 g Xylit
- 1 Bio-Ei
- 10 g flüssiger Honig
- ½ TL Zimtpulver
- ½ Fl Vanille-Aroma
- 200 g kernige Haferflocken
- 1 TL Backpulver
- 4 EL gemahlene Haselnüsse
- 5 EL Milch

Zubereitung:

1. *Den Backofen auf 180°C vorheizen. Ein Backblech mit Backpapier auslegen.*
2. *Nun Butter, Xylit, Ei, Honig, Zimt und Vanille gut verrühren. Die Haferflocken und das Backpulver mischen und unterrühren. Dann die Nüsse zufügen und gut verrühren.*
3. *Mit einem kleinen Löffel 30 Häufchen aus dem Teig abstechen und auf das Blech setzen. Die Plätzchen mit Milch einpinseln und dann 10-15 Minuten auf mittlerer Schiene backen.*

Quark-Keulchen

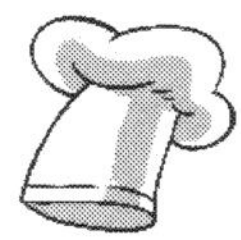

Nährwerte für 1 Portion:

122 Kalorien | Kohlenhydrate 18g/BE 1,5 | Fette 3g | Eiweiß 5g

Zubereitungszeit: 45 Minuten

Zutaten für 24 Stück:

- 100 g Rosinen
- 800 g gekochte Pellkartoffeln
- 175 g Mehl
- 1 TL Backpulver
- 500 g Magerquark
- 2 Eier
- ½ TL Meersalz
- Muskatnuss
- ½ Bio-Zitrone
- 1 Pck. Vanillezucker
- 50 g Butterschmalz
- Zimt

Zubereitung:

1. *Die Rosinen mit heißem Wasser übergießen und quellen lassen.*
2. *Inzwischen die Kartoffeln pellen und in eine Schüssel reiben. Das Mehl und Backpulver darüber reiben. Durch ein Sieb den Quark dazu streichen.*
3. *Die Zitrone heiß abspülen und die Schale fein abreiben. Die Eier verquirlen und zusammen mit Salz, Muskat, Zitronenabrieb und Vanillezucker zur Masse geben und daraus einen glatten Teig verkneten. Die Rosinen mit etwas Mehl bestäuben und unterkneten.*

4. *Aus dem Teig auf einer bemehlten Fläche eine Rolle formen. Die Rolle zu breiten Scheiben zerschneiden und diese plattdrücken.*
5. *Das Butterschmalz in einer Pfanne erhitzen und die Keulchen beidseitig goldbraun ausbacken. Vor dem Servieren mit Zimt bestreuen.*

Bananen-Waffeln

Nährwerte für 1 Portion:

137 Kalorien | Kohlenhydrate 17g/BE 1,5 | Fette 5g | Eiweiß 5g

Zubereitungszeit: 20 Minuten

Zutaten für 8 Waffeln:

- 2 Eier
- 3 überreife Bananen
- ½ Zitrone
- 90 g Dinkel-Vollkornmehl
- 30 g zarte Haferflocken
- 1 TL Backpulver
- 1 Prise Meersalz
- 2 TL flüssiger Honig
- 50 ml Vollmilch
- 20 g weiche Weidebutter

Zubereitung:

1. *Das Waffeleisen aufheizen und leicht einfetten.*
2. *Die Bananen schälen und zerdrücken. Die Zitrone auspressen und den Saft über die Bananen geben.*
3. *Die Eier cremig aufschlagen, die Bananen zufügen und weiter schlagen.*

4. *Das Mehl, die Haferflocken, Backpulver und Salz mischen und zu den Bananen geben und gut verrühren.*
5. *Die Milch mit Honig und Butter verquirlen und unter die Masse rühren.*
6. *Nun je 2-3 EL Teig pro Waffel ins Waffeleisen geben und die Waffeln goldbraun backen.*

Karotten Cookies

VEGAN

Nährwerte für 1 Stück:

169 Kalorien I Kohlehydrate 21 g/ 1,8 I Fette 7 g I Eiweiß 4 g

Zubereitungszeit: 20 Minuten
Backzeit: 40 Minuten

Zutaten für 12 Stück:

- 1 Stück Ingwer – ca. 5 g
- 200 g Karotten
- 1 Apfel – ca. 200 g
- 70 g Walnüsse
- 40 g entsteinte Datteln
- 3 EL Kokosöl
- 90 g zarte Haferflocken
- 150 g Vollkornmehl
- 1 TL Backpulver
- 1 TL Zimt
- ½ TL Salz
- 4 EL Ahornsirup

Zubereitung:

1. *Den Ingwer schälen, sehr fein reiben. Die Karotten schälen. Den Apfel waschen, entkernen. Karotten und Apfel grob raspeln. Die Datteln und Walnüsse hacken. Das Kokosöl in einem Topf schmelzen lassen.*

2. *In einer Schüssel Haferflocken, Mehl, Backpulver, Zimt und Salz vermischen. Nun die restlichen Zutaten dazugeben und zu einem Teig verarbeiten.*
3. *Ein Backblech mit Backpapier belegen. Den Backofen auf 180°C vorheizen.*
4. *Nun aus dem Teig 12 Kekse formen und auf das Backblech setzen. Dann ca. 35-40 Minuten backen.*

Exotischer Bratapfel

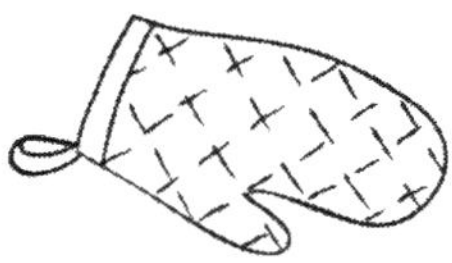

Nährwerte für 1 Portion:

222 Kalorien | Kohlenhydrate 33g/BE 2,8 | Fette 8g | Eiweiß 3g

Zubereitungszeit: 35 Minuten

Zutaten für 2 Portionen:

- 2 süße Äpfel
- 2 TL flüssige Weidebutter
- 2 TL gehackte Mandeln
- 2 TL gehackter kandierter Ingwer
- 2 EL Orangensaft
- 2 Bio-Orangen

Zubereitung:

1. *Den Backofen auf 180°C vorheizen.*
2. *Die Äpfel waschen, die Deckelabschneiden und die Kerngehäuse entfernen. Die Äpfel in eine gefettete Auflaufform setzen.*
3. *Die Butter mit Mandeln, Ingwer und Orangensaft vermischen und in die Äpfel füllen.*
4. *Die Deckel aufsetzen und dann im Ofen etwa 20 Minuten garen.*

5. *In der Zwischenzeit die Orangen dick schälen, filetieren und auf Tellern verteilen.*
6. *Die Äpfel darauf anrichten und servieren.*

Luftiges Birnen-Soufflé

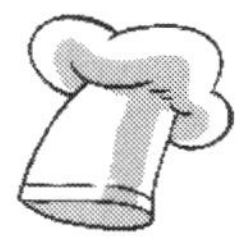

Nährwerte für 1 Portion:

315 Kalorien | Kohlenhydrate 22g/BE 1,8 | Fette 11g | Eiweiß 30g

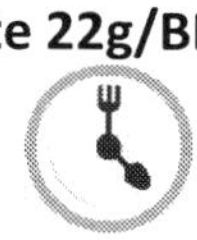

Zubereitungszeit: 25 Minuten

Zutaten für 4 Portionen:

- 2 Birnen
- Zimtpulver
- Gemahlene Nelken
- 350 g Quark
- 3 Eiweiße
- 1 Vanilleschote
- 4 EL Preiselbeeren
- 3 EL Limettensaft
- 1 EL Wasser
- 2 TL flüssiger Honig
- Zitronenmelisse

Zubereitung:

1. *Die Birnen vierteln und die Kerngehäuse entfernen. Das Fruchtfleisch in Würfel schneiden. Die Vanilleschote längs aufschneiden und das Mark herauslösen.*
2. *Die Birnen mit der Vanilleschote, ½ TL Zimt und 1 Prise Nelken in einem kleinen Topf mit etwas Wasser weich dünsten. Danach die Schote herausfischen.*

3. *Den Backofen auf die höchste Stufe vorheizen.*
4. *Nun den Quark mit Birnen und Vanillemark verrühren. Die Eiweiße steif schlagen und unterheben.*
5. *Die Masse auf 4 Förmchen verteilen und im Ofen unter dem Grill goldbraun backen. Danach etwa 5 Minuten auskühlen lassen.*
6. *Die Preiselbeeren mit Limettensaft, Wasser, Honig und je 1 Prise Nelken und Zimt kurz erhitzen. Dann noch warm auf den Förmchen verteilen, mit Zitronenmelisse garnieren und servieren.*

Gegrillte Mandel-Pfirsiche

Nährwerte für 1 Portion:

196 Kalorien | Kohlenhydrate 25g/BE 2 | Fette 7g | Eiweiß 7g

Zubereitungszeit: 25 Minuten

Zutaten für 4 Portionen:

- 4 Pfirsiche
- 80 g Vollkornkekse
- 20 g gehackte Mandeln
- 1 EL Amaretto
- 3 Zweige frische Minze
- 100 g Erdbeeren
- 100 g Frischkäse
- 1 TL Zitronensaft
- 1 TL flüssiger Honig
- Vanillemark

Zubereitung:

1. *Die Pfirsiche halbieren und die Steine entfernen.*

2. *Die Kekse in einem Plastikbeutel mit der Nudelrolle zerbröseln. Dann mit Mandeln und Amaretto vermischen und auf den Pfirsichen verteilen.*
3. *Aus einer Alufolie nun 8 große Quadrate schneiden und jeweils 1 Stück um die Pfirsiche wickeln.*
4. *Dann auf dem Grill etwa 10 Minuten grillen.*
5. *Die Minze waschen und trockenschütteln.*
6. *Die Erdbeeren mit Frischkäse, Zitronensaft, Honig, Vanille und Minze fein pürieren.*
7. *Die Pfirsiche aus den Folien nehmen. Die Erdbeersoße auf 4 Teller verteilen und die Pfirsiche daraufsetzen.*

Backrezepte

Zwetschken-Kuchen

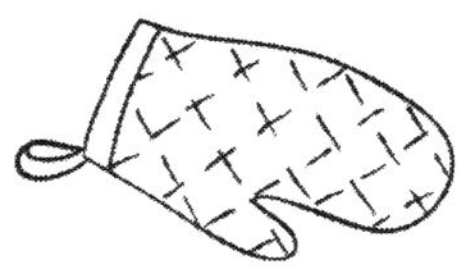

Nährwerte für 1 Stück:

171 Kalorien | Kohlenhydrate 31g/BE 2,6 | Fette 3g | Eiweiß 4g

Zubereitungszeit: 75 Minuten

Zutaten für 20 Stücke:

- ½ Würfel Hefe
- 130 ml lauwarme Milch
- 500 g Vollkornmehl
- 50 g Xylit (Zuckerersatz)
- 1 Prise Meersalz
- 50 g weiche Weidebutter
- 1 Bio-Ei
- 2 kg Zwetschken
- 1 TL Zimtpulver

Zubereitung:

1. *Die Hefe in der Milch auflösen und die Mischung mit Mehl, 25 g Xylit, Salz, Butter und dem Ei zu einem homogenen Teig verkneten. Den Teig zugedeckt etwa 1 Stunde an einem warmen Ort gehen lassen.*
2. *In der Zwischenzeit die Zwetschken aufschneiden, aufklappen und entkernen. In die Rundungen mit einem Messer Zacken einschneiden.*

3. *Nun den Teig auf einem Backblech mit Backpapier ausrollen und die Früchte dachziegelartig hochkant auf den Teig setzen. Dann nochmal 30 Minuten ruhen lassen.*
4. *Den Backofen auf 180°C vorheizen.*
5. *Das Blech einschieben und 40-45 Minuten backen lassen.*
6. *Das restliche Xylit mit dem Zimt mischen und auf den heißen Kuchen streuen.*

Zwiebelkuchen

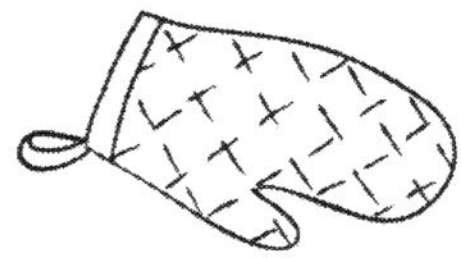

Nährwerte für 1 Portion:

191 Kalorien | Kohlenhydrate 25g/BE 2 | Fette 6g | Eiweiß 8g

Zubereitungszeit: 45 Minuten

Zutaten für 1 Blech:

- 500 g Weizenmehl – Type 550
- 1 Würfel frische Hefe
- 300 ml Milch
- 30 ml Bier
- Meersalz, Pfeffer, Kümmel
- 7 Zwiebeln
- 2 EL Rapsöl
- 100 ml Weißwein
- 150 g Schinkenspeck in Streifen
- 200 ml saure Sahne
- 3 Eier
- 100 g geriebener Emmentaler

Zubereitung:

1. *Aus Weizenmehl, Hefe, Milch, Bier und 1 TL Salz einen Teig kneten und zugedeckt gehen lassen.*
2. *Den Backofen auf 220°C vorheizen. Ein Backblech gut einfetten.*
3. *Die Zwiebeln schälen, halbieren und in Streifen schneiden. Dann in einem Topf mit dem erhitzten Öl glasig andünsten. Mit Wein ablöschen und salzen und pfeffern. Dann den Wein einkochen lassen. Danach den Kümmel zugeben und etwas abkühlen lassen.*

4. *In einer fettfreien Pfanne den Speck knusprig anbraten. Die Sahne mit den Eiern verquirlen und würzen.*
5. *Nun den Teig auf dem Blech ausrollen und einen Rand formen. Die Zwiebeln gleichmäßig darauf verteilen. Die Sahnemischung darüber gießen. Nun den Schinken drauflegen und den Käse darüber streuen.*
6. *Den Zwiebelkuchen nun auf der unteren Schiene etwa 20-25 Minuten backen.*

Beerenkuchen

Nährwerte für 1 Stück:

184 Kalorien | Kohlenhydrate 15g/BE 1,3 | Fette 11g | Eiweiß 5g

Zubereitungszeit: 60 Minuten

Zutaten für 20 Stücke:

- 150 g weiche Weidebutter
- 50g Xylit
- 3 Eier
- 225 g Mehl
- 1 TL Backpulver
- 2 EL Vollmilch
- 750 g gemischte Beeren
- 600 g Saure Sahne
- 6 Eigelbe
- 1 Msp. Zimt

Zubereitung:

1. *Den Backofen auf 200°C vorheizen. Ein Backblech mit Mehl bestreuen.*
2. *In einer Schüssel Butter und Xylit verrühren. Dann die Eier einzeln unterrühren. Das Mehl und Backpulver vermischen und mit der Milch in die Schüssel geben. Einen Teig verkneten und dann gleichmäßig auf dem Blech verstreichen. Dann im Ofen etwa 10 Minuten backen.*
3. *Inzwischen die Beeren waschen, verlesen und ggf. von den Rispen streifen. Dann auf dem Boden verteilen.*
4. *Aus Saure Sahne, Eigelben und Zimt eine Creme rühren. Die Creme über den Beeren verteilen.*
5. *Den Kuchen nun nochmal 15 Minuten backen.*

Erdbeer-Schnitten

Nährwerte für 1 Stück:

167 Kalorien | Kohlenhydrate 14g/BE 1,2 | Fette 10g | Eiweiß 4g

Zubereitungszeit: 45 Minuten

Zutaten für 16 Stücke:

- 3 Eier
- 60 g Xylit
- 2 Pck. Vanillezucker
- 120 g Mehl
- 1 TL Weinstein-Backpulver
- 5 Blatt Gelatine
- 500 g Erdbeeren
- 500 g Joghurt
- 400 g Sahne

Zubereitung:

1. *Die Eier trennen. Die Eigelbe mit 4 EL warmem Wasser schaumig schlagen und mit 40g Xylit und Vanillezucker cremig verrühren.*
2. *Das Mehl mit dem Backpulver mischen und unter die Ei-Creme heben. Die Eiweiße mit 20g Xylit steif schlagen und vorsichtig unter die Creme ziehen.*
3. *Den Backofen auf 180°C vorheizen. Ein Backblech mit Backpapier auslegen.*
4. *Nun den Teig auf das Blech streichen und im Ofen etwa 15 Minuten backen. Danach das Biskuit stürzen und auskühlen lassen. Danach längs halbieren.*

5. *Die Gelatine nach Packungsanweisung einweichen. Etwa 300 g Erdbeeren pürieren und mit dem Joghurt mischen.*
6. *Die Gelatine auflösen. Die Sahne steif schlagen und mit dem Joghurt verrühren.*
7. *Eine Biskuit-Platte auf eine Alufolie legen und einen etwa 4 cm hohen Rand formen.*
8. *Die übrigen Erdbeeren würfeln und etwa 4 Esslöffel zur Seite legen. Die anderen Würfel auf dem Biskuit verteilen und mit der Joghurt-Creme bestreichen. Dann mit der zweiten Platte bedecken. Den Kuchen etwa 3-4 Stunden kühlen lassen, dann in 16 Stücke schneiden, mit den restlichen Erdbeeren garnieren und servieren.*

Gefüllte Brötchen

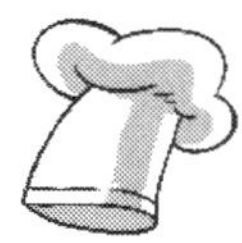

Nährwerte für 1 Portion:

256 Kalorien | Kohlenhydrate 31g/BE 2,6 | Fette 12g | Eiweiß 4g

Zubereitungszeit: 25 Minuten

Zutaten für 4 Portionen:

- 4 Vollkornbrötchen
- 3 Paprikaschoten – alle Farben
- 1 Tomate
- 1 Zwiebel
- 5-6 Champignons
- 2 EL Olivenöl
- 100 g Blattspinat
- 1 Lauchzwiebel
- 125 g Mozzarella
- Meersalz, Pfeffer
- Petersilie

Zubereitung:

1. *Die Brötchen halbieren und die untere Hälfte aushöhlen.*
2. *Die Paprika und Tomate klein würfeln. Die Zwiebel schälen und auch würfeln. Die Pilze in Scheiben schneiden. Die Lauchzwiebel in Ringe schneiden und in einer Pfanne mit dem Öl andünsten.*
3. *Den Spinat hacken und in etwas Wasser blanchieren. Den Mozzarella würfeln und mit dem Gemüse mischen. Alles salzen und pfeffern und in die ausgehöhlten Brötchenhälften füllen. Mit gehackter Petersilie bestreuen. Dann im Backofen so lange backen, bis der Mozzarella schmilzt.*

Dinkel-Roggen-Mischbrot

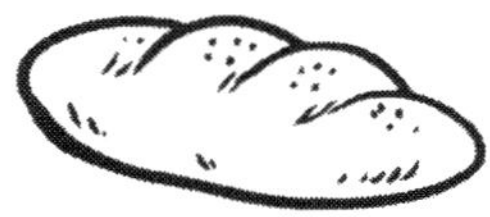

Nährwerte für 1 Scheibe:

198 Kalorien | Kohlenhydrate 38g/BE 3,2 | Fette 1g | Eiweiß 8g

Zubereitungszeit: 55 Minuten

Zutaten für 1 Brot:

- 550 g Roggenmehl – Type 1150
- 100 g Sauerteig, fertig gemischt
- 750 ml lauwarmes Wasser
- 400 g Dinkelmehl – Type 630
- 1 EL Meersalz

Zubereitung:

1. *Aus 500 g Roggenmehl, Sauerteig und Wasser zu einem Vorteig rühren. Dann etwa 10-12 Stunden bei Raumtemperatur gehen lassen.*
2. *Eine Brotbackform einfetten.*
3. *Aus Vorteig, restlichem Roggenmehl, Dinkelmehl und Salz in 5-7 Minuten einen klebrigen, zähen Teig verkneten. Den Teig in die Form füllen und mit Frischhaltefolie abdecken. Dann bei Zimmertemperatur etwa 2 Stunden gehen lassen. Der Teig verdoppelt sich in etwa.*
4. *Den Backofen mit einem Backblech auf 230°C vorheizen und eine Schale mit Wasser hineinstellen.*
5. *Die Backform auf das Blech stellen, die Temperatur auf 200°C herunterdrehen und dann 35-40 Minuten backen. Das Brot aus der Form stürzen und ohne Form noch einmal 10 Minuten backen. Am Ende die Klopfprobe machen, klingt das Brot hohl, ist es fertig.*

Frühstücksbrötchen

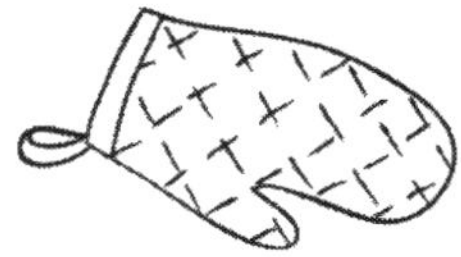

Nährwerte für 1 Portion:

285 Kalorien | Kohlenhydrate 45g/BE 3,8 | Fette 6g | Eiweiß 11g

Zubereitungszeit: 40 Minuten

Zutaten für 6 Portionen:

- 2 große Eier
- 200g Magerquark
- 250 g Weizenmehl – Type 1050
- 145 g Haferflocken
- 1 Prise Meersalz
- ½ Pck. Backpulver
- 3 EL Sonnenblumenkerne

Zubereitung:

1. *Den Backofen auf 160°C Umluft vorheizen. Ein Backblech mit Backpapier auslegen.*
2. *Die Eier in einer Schüssel schaumig schlagen und dann den Quark unterrühren.*
3. *Das Mehl mit Haferflocken, Backpulver und Salz vermischen und unter die Quarkmasse kneten. Aus dem Teig nun 8 Brötchen formen.*
4. *Die Teiglinge aufs Blech setzen. Die Oberflächen mit Wasser bepinseln und mit den Kernen bestreuen.*
5. *Dann auf mittlerer Schiene im Ofen etwa 20-25 Minuten backen.*

Harzer Apfelkuchen

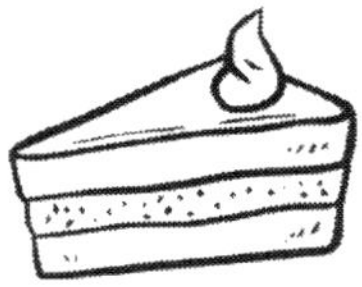

Nährwerte für 1 Stück:

155 Kalorien | Kohlenhydrate 17g/BE 1,5 | Fette 6g | Eiweiß 7g

Zubereitungszeit: 50 Minuten

Zutaten für 1 Kuchen:

- 120 g Weizen-Vollkornmehl
- 100 g Weizenmehl – Type 550
- 175 g Magerquark
- 1 Eigelb
- 2 TL Weinstein-Backpulver
- 1 TL Zimt
- 1 Msp. Nelkenpulver
- 1 Msp. Kardamom
- 1 Prise Meersalz
- 60 g gemahlene Haselnüsse
- 275 g Äpfel
- 2 Eigelbe
- 100 g Joghurt
- 100 g Saure Sahne
- 3 Eiweiße

Zubereitung:

1. *In einer Schüssel die Mehle mit Quark, 1 Eigelb, Backpulver, Gewürzen und Haselnüssen vermengen und dann einen Teig kneten. Den Teig zwischen zwei Folien ausrollen, sodass er etwa 1 ½ cm größer ist als*

der Boden einer 26er Springform. Dann in die Form geben und einen Rand formen.

2. *Den Backofen auf 175°C vorheizen.*
3. *Die Äpfel schälen und in dünne Scheiben schneiden. Damit den Teig belegen.*
4. *Nun 2 Eigelbe mit Joghurt und Saure Sahne verquirlen. Die Eiweiße steif schlagen und unterheben. Die Masse über den Äpfeln verteilen.*
5. *Den Kuchen etwa 25-30 Minuten backen. Danach etwas abkühlen lassen und in Stücke schneiden.*

Früchtebrot

Nährwerte für 1 Portion:

143 Kalorien | Kohlenhydrate 14g/BE 1,2 | Fette 7g | Eiweiß 5g

Zubereitungszeit: 15 + 160 Minuten

Zutaten für 1 Brot:

- 1 Apfel
- 250 g Studentenfutter
- 25 ml Apfelsaft
- 150 g Weizenmehl – Type 1050
- 35 g Kakaopulver
- ½ Pck. Trockenhefe
- 1 Bio-Ei

Zubereitung:

1. *Den Apfel waschen und dann fein reiben. Dann mit dem zerkleinerten Studentenfutter und Apfelsaft vermengen und ruhen lassen.*
2. *Das Mehl mit Kakao und Hefe mischen, dann 100 ml lauwarmes Wasser zugeben und gut verkneten. Den Teig etwa 1 Stunde gehen lassen.*
3. *Nun die Apfelmischung zum Teig geben und gut verkneten. Nun den Teig in eine gefettete Kastenform geben und weitere 30 Minuten ruhen lassen.*
4. *Den Backofen auf 150°C Umluft vorheizen.*
5. *Das Brot etwa 65-75 Minuten backen. Danach aus der Form stürzen und auf einem Gitter auskühlen lassen.*

Gemüse-Cupcakes

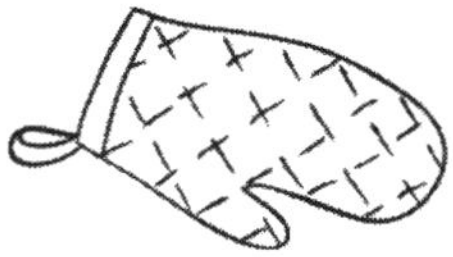

Nährwerte für 1 Stück:

196 Kalorien | Kohlenhydrate 18g/BE 1,5 | Fette 10g | Eiweiß 7g

Zubereitungszeit: 50 Minuten

Zutaten für 12 Stücke:

- 200 g Dinkel-Vollkornmehl
- 1 TL Weinstein-Backpulver
- 1 TL Kräuter der Provence
- Meersalz, Pfeffer
- 125 g Zucchini
- 125 g Tomaten
- 150 g Mais
- 90 g Sonnenblumenkerne
- 300 g Joghurt
- 1 Bio-Ei
- 3 EL Rapsöl
- 1 reife Avocado

Zubereitung:

1. *Das Mehl mit Backpulver, Kräutern, Pfeffer und etwas Salz vermischen.*
2. *Die Zucchini fein würfeln. Die Tomaten halbieren, entkernen und in feine Würfel schneiden. Beides mit dem abgetropften Mais und 30 g Sonnenblumenkernen zum Mehl geben und vermengen.*
3. *Nun 150 g Joghurt, 1 Ei und das Öl verquirlen und zum Mehl geben. Nun so unterheben, dass die Zutaten gerade verbunden sind.*
4. *Den Backofen auf 200°C vorheizen.*

5. *Den Teig in die eingeölten Vertiefungen eines 12er Muffinblech füllen und 25-35 Minuten im Ofen backen.*
6. *Inzwischen die Avocado halbieren, schälen und das Fruchtfleisch vom Stein ablösen und zerdrücken. Dann mit dem übrigen Joghurt und 40 g Sonnenblumenkernen vermischen und mit etwas Salz abschmecken.*
7. *Die Mischung auf den Cupcakes verteilen und die restlichen Kerne darüber streuen.*

Nuss-Rhabarber-Kuchen

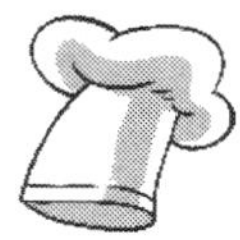

Nährwerte für 1 Stück:

143 Kalorien | Kohlenhydrate 12g/BE 1| Fette 7g | Eiweiß 7g

Zubereitungszeit: 45 Minuten

Zutaten für 16 Stücke:

- 750 g Rhabarber
- 250 g Magerquark
- 50 g Süßungsmittel nach Wahl (Beispiel: Xylit)
- 3 Eier
- 30 ml Rapsöl
- 300 g Dinkelmehl – Type 630
- 100 g gemahlene Haselnüsse
- 2 TL Weinstein-Backpulver

Zubereitung:

1. *Den Rhabarber waschen, dann die äußeren Schichten entfernen und den Rhabarber in etwa 1 cm große Stücke schneiden.*
2. *In einem hohen Gefäß den Quark und den Süßstoff mit einem Stabmixer vermischen. Nun die Eier einzeln einrühren. Nun unter Rühren das Öl dazugeben.*
3. *Den Backofen auf 180°C Umluft vorheizen.*
4. *Den Quark nun mit Mehl, Nüssen und Backpulver verrühren. Den Teig in eine Kuchenform füllen und darauf den Rhabarber verteilen.*
5. *Den Kuchen nun etwa 25 Minuten auf mittlerer Schiene backen.*

Möhrenkuchen

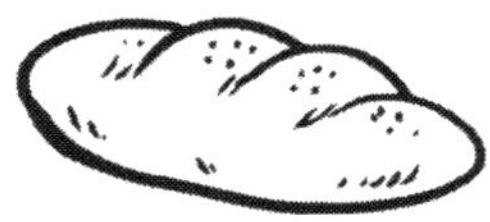

Nährwerte für 1 Stück:

254 Kalorien | Kohlenhydrate 22g/BE 1,8| Fette 15g | Eiweiß 6g

Zubereitungszeit: 65 Minuten

Zutaten für 1 Kuchen:

- 5 Möhren
- 5 Eier
- 50 g Honig
- 1 Pck. Backpulver
- 300 g Weizenmehl – Type 1050
- 100 g gemahlene Haselnüsse
- 135 ml Rapsöl
- 1 Msp. Zimtpulver
- 1 Pck. Vanillezucker
- 100 g Frischkäse
- 50 g gehobelte Mandeln
- TK-Heidelbeeren

Zubereitung:

1. *Die Möhren schälen und fein raspeln. Nun 2 Eier trennen und in eine große Schüssel geben. Die 2 Eiweiße sehr steif schlagen.*
2. *Die übrigen 3 Eier mit dem Eigelb aufschlagen, den Honig zugeben und alles schaumig verrühren.*
3. *Den Backofen auf 180°C vorheizen. Eine Springform einfetten.*
4. *Das Mehl mit dem Backpulver in die Eimasse sieben und unterrühren. Nun Haselnüsse, Öl und Möhren zufügen und gründlich verrühren. Den Eischnee vorsichtig unterheben.*

5. *Den Teig in die Form geben und auf mittlerer Schiene etwa 40-45 Minuten backen.*
6. *Inzwischen Zimt, Vanille und Frischkäse vermischen.*
7. *Den Kuchen nach der Backzeit etwa 30 Minuten auskühlen lassen. Dann den Frischkäse darauf verstreichen und alles mit Mandeln und Beeren garnieren.*

Spinat-Ricotta-Kuchen

Nährwerte für 1 Stück:

240 Kalorien | Kohlenhydrate 5g/BE 0,5| Fette 17g | Eiweiß 15g

Zubereitungszeit: 90 Minuten

Zutaten für 1 Kuchen:

- 20 g frische Hefe
- 150 ml lauwarme Milch
- 250 g Mehl
- 1 TL Honig
- 1 TL Meersalz
- 2 EL Rapsöl
- 450 g TK-Blattspinat
- 2 Zwiebeln
- 2 Knoblauchzehen
- 3 EL Olivenöl
- 250 g Ricotta
- 100 g geriebener Parmesan
- 6 Eier

Zubereitung:

1. *Die Hefe in die Milch einbröseln und auflösen lassen. Nun Mehl, Honig, Salz und Rapsöl zugeben und einen glatten Teig verkneten. Den Teig abgedeckt 30 Minuten gehen lassen.*
2. *Inzwischen den Spinat auftauen lassen, dann ausdrücken und hacken. Die Zwiebeln und Knoblauch schälen und würfeln.*

3. *Das Olivenöl in einer Pfanne erhitzen und Knoblauch und Zwiebeln anbraten. Den Spinat zufügen und kurz mitbraten. Nun Ricotta, Parmesan und 2 Eier vermengen und mit dem Spinat vermischen.*
4. *Den Teig erneut durchkneten und zu einem Fladen von 36 cm Durchmesser ausrollen.*
5. *Den Backofen auf 180°C Umluft vorheizen.*
6. *Eine 26er Springform einbuttern und den Teigfladen hineinlegen, dabei einen 5 cm hohen Rand formen. Den Teig nochmal 15 Minuten ruhen lassen. Dann die Spinatmischung einfüllen und im Ofen etwa 20 Minuten backen.*
7. *Die übrigen Eier einzeln in eine Tasse aufschlagen.*
8. *Nach etwa 20 Minuten den Kuchen herausnehmen und mit einer Kelle oder einem Löffel 4 Mulden in die Spinatmasse drücken. Da hinein je 1 Ei setzen und den Kuchen weiterbacken.*

Quarkbrot

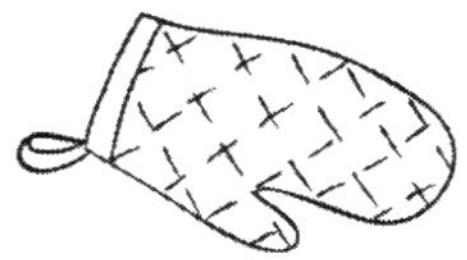

Nährwerte für 1 Scheibe:

53 Kalorien | Kohlenhydrate 3g/BE 0,3| Fette 3g | Eiweiß 3g

Zubereitungszeit: 50 Minuten

Zutaten für 1 Brot:

- 150 g Magerquark
- 2 Eier
- 50 g gemahlene Mandeln
- 50 g geschroteter Leinsamen
- 25 g gemahlener Buchweizen
- 10 g Mehl
- ½ Pck. Weinstein-Backpulver
- ½ TL Meersalz
- 1 EL Sonnenblumenkerne

Zubereitung:

1. *Den Quark und die Eier glattrühren. Nun Mandeln, Leinsamen, Buchweizen, Mehl, Backpulver und Salz mischen und dann unter den Quark rühren. Den Teig 10-15 Minuten ruhen lassen.*
2. *Den Backofen auf 150°C Umluft vorheizen. Eine 20er Kastenform einfetten.*
3. *Den Teig in die Form füllen, die Oberfläche glattstreichen und mit den Sonnenblumenkernen bestreuen.*
4. *Das Brot dann 30-35 Minuten auf mittlerer Schiene backen.*

Rote Bete-Kuchen mit Schoko

Nährwerte für 1 Stück:

321 Kalorien | Kohlenhydrate 26g/BE 2,2| Fette 20g | Eiweiß 7g

Zubereitungszeit: 120 Minuten

Zutaten für 1 Kuchen:

- 200 g Zartbitter-Schokolade
- 200 g Rote Bete
- 1 Birne
- 1 EL Limettensaft
- 1 Zweig Rosmarin
- 150 g weiche Weidebutter
- 60 g Xylit
- Meersalz
- 1 TL Koriander
- 4 große Eier
- 200 g Mehl
- 2 TL Backpulver
- 100 g gemahlene Haselnüsse
- 1 TL Puderzucker

Zubereitung:

1. *Die Schokolade fein hacken und im Wasserbad schmelzen. Die Rote Bete schälen und raspeln. Die Birne schälen, vierteln und das Kerngehäuse entfernen. Die Birnen zuerst in Spalten, dann quer in etwa 1 cm breite Stücke schneiden. Die Stücke mit Limettensaft beträufeln. Die Nadeln vom Rosmarin zupfen und fein hacken.*

2. *Den Backofen auf 160°C Umluft vorheizen. Eine 30er Kastenform einfetten und bemehlen.*
3. *Nun Butter, Xylit, 1 Prise Salz, Koriander und Rosmarin cremig verrühren. Danach die Eier einzeln unterrühren. Das Mehl mit Backpulver und Nüssen mischen und unterrühren. Dann die Schokolade und die Rote Bete einrühren. Etwa 2/3 der Birnen unterheben.*
4. *Den Teig in die Form füllen und die übrigen Birnen drüberstreuen. Dann im Ofen etwa 70-80 Minuten auf der 2.Schiene von unten backen.*
5. *Den Kuchen in der Form auf einem Gitter abkühlen lassen, dann herausstürzen und komplett auskühlen lassen. Mit dem Puderzucker bestäuben und servieren.*

Griechische Pie

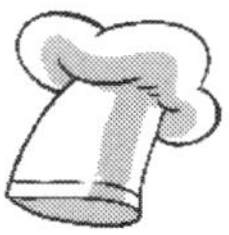

Nährwerte für 1 Portion:

507 Kalorien | Kohlenhydrate 24g/BE 2| Fette 36g | Eiweiß 18g

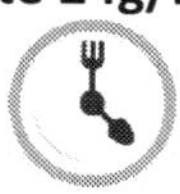

Zubereitungszeit: 100 Minuten

Zutaten für 1 Pie:

- 180 g kalte Butter
- 300 g Mehl
- 1 TL Meersalz
- 1 Zwiebel
- 2 EL Rapsöl
- 500 g gemischtes Hackfleisch
- 50 g Tomatenmark
- 375 g Zucchini
- 200 g Feta
- 1 kleine rote Chilischote
- 2 Eier
- 200 g Saure Sahne
- Pfeffer aus der Mühle

Zubereitung:

1. *Die Butter klein würfeln. Dann mit dem Mehl, Salz und 4 EL Wasser einen glatten Teig verkneten. Den Teig abgedeckt 30 Minuten kühl ruhen lassen.*
2. *Den Backofen auf 200°C vorheizen. Eine 26er Springform einfetten.*
3. *Inzwischen die Zwiebel schälen und fein hacken. Das Öl in einer Pfanne erhitzen und die Zwiebel mit dem Hackfleisch krümelig anbraten. Das Tomatenmark zufügen und kurz mitbraten lassen.*

4. *Die Zucchini würfeln. Den Feta fein zerbröseln. Die Chilischote in feine Ringe schneiden. Die Eier mit Saure Sahne verrühren.*
5. *Nun Zwiebeln, Hackfleisch, Zucchini, Feta und Chili vermengen und salzen und pfeffern.*
6. *Etwa 2/3 des Teigs zu einem runden Fladen von etwa 30 cm Durchmesser ausrollen und in die Form legen. Einen 2 cm hohen Rand formen. Den übrigen Teig ausrollen und in 1 cm breite Streifen schneiden.*
7. *Die Füllung in die Form füllen und die Teigstreifen gitterförmig darauflegen. Dann im Ofen 45 Minuten backen. Nach etwa 20 Minuten einen Boden Backpapier auf die Form legen, so wird die Oberfläche nicht zu dunkel.*

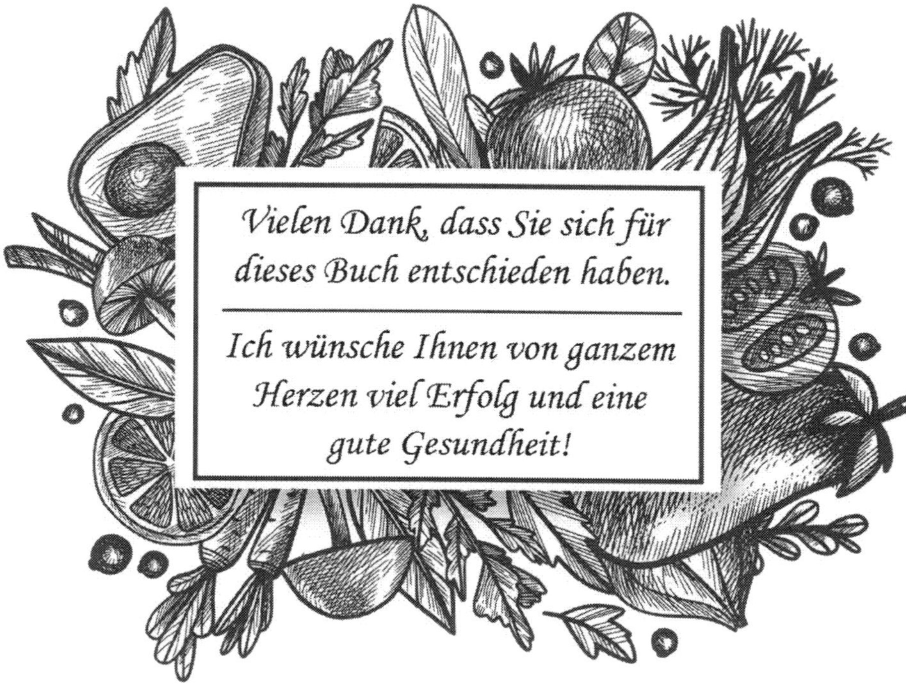

Vielen Dank, dass Sie sich für dieses Buch entschieden haben.

Ich wünsche Ihnen von ganzem Herzen viel Erfolg und eine gute Gesundheit!

Quellen:

Online abgerufen am 01.12.2019

https://www.diabetes-news.de/uebersicht-insulin-praeparate
https://www.primas-schulungsprogramm.de/PRIMAS
https://www.diabetesde.org/ueber_diabetes/therapie_bei_diabetes/alles_ueber_insulin/verschiedene_insuline
https://www.aworldwithout1.de/
Medieninformation des Helmholtz Zentrum München vom 10. Januar 2019. Der ganze Artikel: https://www.diabetes-news.de/nachrichten/neue-kampagne-eine-welt-ohne-typ-1-diabetes
https://www.diabetes-news.de/wissen/das-diabetische-fussyndrom/was-ist-podologie
https://www.diabetes-ratgeber.net/Kinder-und-Diabetes
https://www.diabetes-ratgeber.net/Diabetes-Typ-2/Typ-2-Diabetes-Patienten-immer-juenger-538307.html
https://www.netdoktor.de/krankheiten/diabetes-mellitus/diabetes-typ-3/
https://www.aerzteblatt.de/int/archive/references?id=190612
https://jamanetwork.com/journals/jama/fullarticle/2702144
https://www.netdoktor.de/krankheiten/diabetes-mellitus/ogtt/
https://www.ugb.de/glykaemischer-index/glykaemischer-index-tabelle/
https://www.zentrum-der-gesundheit.de/diabetes.html
https://www.zentrum-der-gesundheit.de/tipps-gegen-diabetes-ia.html
https://www.zentrum-der-gesundheit.de/lebensmittel-gegen-diabetes-ia.html
https://www.diabetesinformationsdienst-muenchen.de/erkrankungsformen/folgeerkrankungen/
https://www.diabsite.de/themen/komplikationen/augen/index.html
https://www.diabetesinformationsdienst-muenchen.de/aktuelles/nachrichten/studien/index.html
https://www.diabetes-ratgeber.net/Diabetisches-Fusssyndrom

European Association for the Study of Diabetes (EASD) Annual Meeting, 2019-Press release, Diabetologia Journal: Study Stress the importance of staying physically active and the negative effects of even short-term inactivity.

Rechtliches:

Impressum

1.Auflage

Kontakt:
Angermann Thomas, Dorfstraße 9, A-6123 Terfens
Email: thomas.angermann101@gmail.com

Printed in Germany
by Amazon Distribution
GmbH, Leipzig

19354718R00146